면역력을 키워 아토피에 대처하는 한방 치료법

한방韓方으로 잡는 아토피 피부염

면역력을 키워 아토피에 대처하는 한방 치료법
한방(韓方)으로 잡는 아토피 피부염

2003년 2월 5일/ 초판 1쇄 발행
2008년 5월 15일/ 초판 3쇄 발행

지은이/ 양성완 · 김정진
발행인/ 전재국

본부장/ 이광자
주간/ 이동은
편집팀장/ 유영준
편집/ 김표향
미술팀장/ 팽현영
마케팅실장/ 정유한
마케팅팀장/ 정남익

발행처/ (주)시공사
출판등록/ 1989년 5월 10일 (제3-248호)
주소/ 서울특별시 서초구 서초동 1628-1 (우편번호 137-878)
전화/ 편집(02)2046-2854 · 영업(02)2046-2800
팩스/ 편집(02)585-1755 · 영업(02)588-0835
홈페이지/ www.sigongsa.com

ⓒ 양성완 · 김정진, 2003
본서의 내용을 무단 복제하는 것은 저작권법에서 금지하고 있습니다.

ISBN 978-89-527-3123-4 03330

작가와 협의하여 인지는 생략합니다.
값은 뒤표지에 있습니다.
파본이나 잘못된 책은 구입하신 곳에서 교환해 드립니다.

면역력을 키워 아토피에 대처하는 한방 치료법

한방韓方으로 잡는
아토피 피부염

양성완 · 김정진 지음

시공사

| 서문 |

아토피 예방과 치료에 일조할 수 있기를 바라며…

이름부터 '이상한'이란 뜻을 가진 아토피 피부염은 딱 부러지게 정해진 치료법이 없다. 그리고 치료기간 역시 짧지 않기 때문에 환자와 보호자가 겪어야 하는 고통은 이루 말할 수 없이 크다. 질병의 원인이나 끊임없이 악화되는 메커니즘 역시 밝혀지지 않아 질환을 치료하는 의사 또한 힘들 때가 많다. 그러다 보니 세상에는 아토피를 둘러싼 각종 '설'이 난무하는 현실이다.

그런데 과거에는 때가 되면 자연스럽게 낫던 질환이 왜 현대에 와서 갈수록 심화되고 성인화되는 것일까? 사람의 몸이 바뀐 걸까? 아니면 우리의 생활과 생각이 바뀌었기 때문일까?

아토피는 인체를 방어하는 면역시스템에 문제가 생긴 면역질환이다. 특히 아토피는 자연면역(피부면역)이 약화되어 있고 상대적으로 특이면역(항체면역)이 비정상적으로 활성화된 상태이다. 그래서 상대적으로 약화되어 있는 자연면역을 강화하고 특이면역을 낮춰주는 면역조절이 아토피 치료의 핵심인 것이다. 그리고 무엇보다 항원을 관리하는 것이 중요하다.

모든 의학의 목표가 질병의 예방이듯, 아토피를 예방하고 근본적인 치료법을 찾는 데 일조를 할 수 있기를 바라는 마음과 오늘도 아토피 피부염 때문에 고생하는 환자분들에게 조금이나마 도움이 되었으면 하는 마음에서 부족하지만 저의 정성을 담아서 드립니다.

2003년 1월 저자 양성완

아토피로 고통받는 환자와 가족의 건투를 기원하며…

'피부와 체질'이라는 명제하에 전문화된 한방 의료를 표방하며 공동개원을 한 지 3년이 지났다.

다양한 피부질환 중에서도 아토피 피부염은 오늘날 하나의 화두인 것처럼 보인다.

힘든 숙제를 해결한다는 생각으로 1년 동안 끊임없이 고민하며 썼다. 아직은 반도 완성하지 못한 느낌이지만 아토피 환자분들, 같은 문제로 고민하는 의료인들과 나머지 부분을 함께 완성하고자 하는 마음에서 출간하게 되었다.

아토피 환자분들의 원망과 찬사를 한꺼번에 들으며 고생한 양성완 원장의 땀이 이 책 구석구석에 고스란히 녹아 있다.

또한 면역과 한방치료 해법을 위해 연구실에서 고생하며 수백편의 외국 논문과 씨름한 경희대 한의과 대학 병리학교실의 강희 선생님과 고려대 생명공학과 윤원석 연구원 그리고 손무성 원장님께 감사를 표한다. 그리고 책의 편집과 출판을 위해 도움을 준 시공사 유영준님께도 감사드린다.

부족한 부분이 많음을 통감하며 아토피 환자분들의 건투를 기원합니다.

2003년 1월 공동저자 김정진

| 차례 |

서문 · 4

제1부 아토피 이해를 위한 첫걸음

아토피 치료의 열쇠는 '자연면역력' · 12

1. 면역과 아토피 · 16

    1) 아픈 만큼 성숙한다 · 20
    2) 2차 감염은 자연스런 현상이다 · 22
    3) 아토피 피부염은 면역학적 특징이 뚜렷하다 · 25

2. 아토피에 대한 궁금증 네 가지 · 37

    1) 알레르기와 아토피는 무엇이 다를까? · 37
    2) 아토피는 왜 고치기 어려울까? · 40
    3) 아토피는 유전일까? · 44
    4) 아토피는 과연 완치될 수 있을까? · 46

3. 우리 몸의 면역체계 · 50

    1) 비정상적인 면역반응에는 어떤 것들이 있나 · 56
    2) 항원은 우리 몸을 해치는 적군이다 · 59
    3) 면역체계의 이해를 위한 가상 시나리오 · 61

제2부 아토피 피부염의 모든 것

아토피는 선진국 질병? · 70
1. '세 살 버릇 여든까지 간다'에 담긴 면역학적 의미 · 74
2. 알레르기와 면역반응의 같은 점과 다른 점 · 78
3. 건강 상태를 알려주는 전광판, 피부 · 81
4. 피부에 따라 달라지는 치료법 · 84
5. 아토피 피부염의 세 가지 특징 · 87
6. 아토피 피부염의 증상과 진단 · 98

    1) 아토피 피부염의 진단 기준 · 98

    2) 증상 · 100

7. 계절적 특성과 피부의 변화 · 102

    1) 봄 : 소화력이 떨어지는 시기 · 103

    2) 여름 : 세균과 바이러스의 활동이 왕성한 시기 · 105

    3) 가을 : 튼튼한 씨앗을 위해 수분을 건조시키는 시기 · 108

    4) 겨울 : 체온 유지를 위해 에너지 소모가 많은 시기 · 109

8. 아토피 피부염의 유형 · 112
9. 아토피 피부염과 유사 피부염 · 119

    1) 건선 · 120

    2) 접촉성 피부염 · 121

    3) 알레르기성 피부염 · 122

    4) 땀띠(汗疹, Miliaria) · 122

제3부 체질에 맞는 음식관리와 음양한열 조절법

1. 아토피 피부염과 음식 · 126
2. 좋은 음식, 해로운 음식 · 132
   1) 재료를 바꿔라 · 137
   2) 종류를 바꿔라 · 141
   3) 습관을 바꿔라 · 145
   4) 방법을 바꿔라 · 146
3. 아토피 피부염과 음양한열(陰陽寒熱) · 149
음양한열을 조절할 수 있는 여러 방법들 · 155
아토피 피부염 Q & A · 167

제4부 아토피 피부염의 한방 치료법

1. 양방과 한방 치료의 차이점 · 174
2. 한방은 맞춤 의학 · 179
3. 아토피 피부염의 3대 한방 외치법 · 186
   1) 증상 따라 바르는 외용제 · 186
   2) 약초 목욕법 · 193
   3) 침 치료법 · 196

4. 아토피 피부염의 연령별 특징과 치료법 · 200

   1) 영아기(1~3세) · 202

   2) 소아기(4세~13세) · 214

   3) 청소년기 · 220

   4) 미혼 여성의 아토피 피부염 · 226

   5) 성인 아토피 피부염 · 231

   6) 노인기 · 236

5. 원인별 한방 치료 · 239

   1) 태열형 · 239

   2) 감기형 · 243

   3) 음식형 · 246

   4) 세균형 · 250

   5) 스트레스형 · 253

   6) 스테로이드형 · 256

아토피 피부염 Q & A · 260

6. 민간요법과 자연요법 · 264

   1) 소독(消毒)과 보습(補濕) 요법 · 265

   2) 운동 · 찜질방 · 사우나 · 266

   3) 반신욕 · 냉온욕 · 온천욕 · 풍욕 등 · 267

   4) 건강보조식품 : 꿀 · 인삼 · 대추 · 녹용 · 티베트버섯 등 · 268

   5) 알로에 · 돼지기름 등의 외용 · 269

아토피 피부염 Q & A · 272

추천사 · 283

제1부

아토피 이해를 위한 첫걸음

아토피 치료의 열쇠는 '자연면역력'

그동안 의사로서 수많은 아토피 피부염 환자들을 치료하면서 어려움에 봉착하기도 했고, 아토피는 '알면 알수록 어렵다'는 것을 절감할 때도 많았다. 아토피는 워낙 증세가 다양해서 환자들에도 고통스럽겠지만, 치료를 맡은 의사로서도 어렵긴 마찬가지였다.

최근 외국의 대학 실험실에서 내놓은 수많은 연구 논문들과 연구사례를 보면 신선함을 던져주는 부분이 많을 뿐 아니라 동감할 만한 부분도 많다. 알레르기를 비롯한 아토피 피부염에 대한 최근 연구 동향의 두드러진 특징은 면역학적인 관점에서 진행되고 있다는 점이다.

이러한 연구 동향과 특징은 그동안 아토피 치료의 해법을 '면역에서 찾아야 한다'고 주장해 온 나의 생각과 일맥상통하는 점이 많다. 치료의 방법은 다를지 몰라도 근원적인 문제를 바라보는 시각

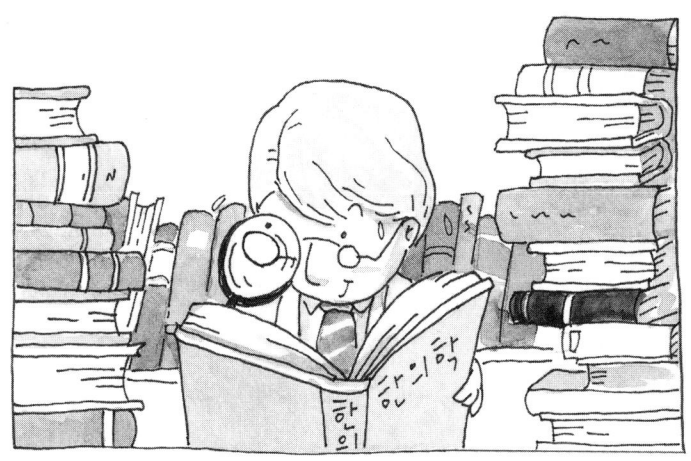

에서는 서로 일치한다는 것을 알 수 있었다.

사실 천의 얼굴을 가진 아토피의 여러 증상 때문에 현재까지 세계의 어느 석학도 아토피를 '이거다'라고 단정적으로 규정하거나 설명하고 있지 못하다. 아토피 치료에 어려움을 겪는 것은 동·서양 의학이 마찬가지인 것 같다.

근래에 한방은 전통적인 치료 방법을 보완 발전시켜 각 분야에서 괄목할 만한 성과를 거두고 있다. 그 중에서도 아토피 피부염의 치료법은 다른 치료법에 비해 앞서 있으며 그 과정에서 한방 치료의 우수성을 새삼 실감할 때가 많다.

또한 한방에서는 아토피를 '면역불균형'이라는 현상으로 새롭게 분류하는 노력을 기울이고 있다. 아토피는 소아와 성인의 치료법이 달라야 하며, 원인적인 특성과 체질에 따라 진단하고 적절하게 치료해야 한다. 상황과 체질에 따라 아토피의 유형을 분류하고, 아울러 그 면역학적인 특성을 파악하는 것이 아토피 치료의 열쇠다.

이러한 한의학적 치료 방법은 요즘 생명공학에서 말하는, 유전자 특성에 따른 맞춤식 치료 방식과 유사점이 많다. 한방에서 말하는 체질적인 특성이 유전자 특성과 갈래를 같이 한다면 유전자 분류학 연구에 일조하지 않을까 하는 생각을 종종 한다.

아토피 치료의 어려움 가운데 하나는 '유발인자'를 딱 꼬집어 말하기가 어렵다는 데 있다. 알레르기의 경우 복숭아, 돼지고기, 햇빛 등 정해져 있는 유발인자만 피하면 되는데, 천의 얼굴을 가진 아토피는 불행히도 그렇지 못하다. 그래서 아토피 환자들은 고단백, 고지방식의 과잉 영양을 피해야 함은 물론이고 스트레스, 계절, 온도 변화, 진드기 등 어느 유발인자가 증상을 심화시키고 촉발시키는지 면밀히 파악해야 한다. 외부 환경 속에서 살아가야 하는 우리들로서는 이 모든 것을 피하기란 쉬운 일이 아니다.

아토피의 치료 해법을 면역조절에서 찾는 것은 우리의 보편적인 삶을 지속하기 위해서라도 필요하다.

또 한 가지, 아토피 치료에서 강조하고 싶은 것은 의사와의 신뢰, 환자의 인내, 치료될 수 있다는 자신감이다.

오랜 시간 동안 면역체계의 부조화로 인해서 나타나는 아토피 피부염이 단시간 내에 좋아지리라고 기대하는 것은 무리다. 1년, 2년 혹은 그보다 더 많은 시간이 걸리더라도 근본적인 치료를 위해

끈기 있게 싸울 마음의 준비가 필요하다. 물론 여기에는 환자와 보호자의 끈기와 완치될 수 있다는 믿음이 절대적으로 선행되어야 한다.

가혹한 말일지 모르지만 현재로서는 아토피 피부염 치료를 위한 '더 빠른 지름길'은 없다. 오직 스스로가 인내를 가지고 치료에 임하여, 건강한 면역계를 획득해야만 아토피의 고통으로부터 해방될 수 있다. 근본적인 치료를 위해 면역 조절 방법과 음식·생활 관리에 노력을 기울인다면 머지않아 약에 의존하지 않고 정상적인 생활을 해나갈 수 있을 것이다.

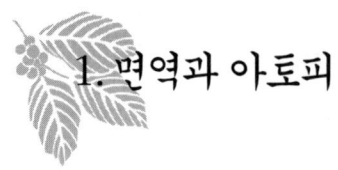
1. 면역과 아토피

아토피 피부염을 치료하는 데 있어서 자연면역의 역할은 크다. 일반적으로 일차적인 방어체계를 구성하는 피부의 자연면역이 무너지면 피부를 통해서 유입되는 항원을 효과적으로 제거할 수 없게 된다. 따라서 인체의 면역계는 피부 표층 안쪽의 방어선을 강화시킬 수밖에 없다. 이때 인체의 면역계에서는 알레르기 발생에 중요한 역할을 하는 '체액성 면역'과 '세포성 면역'이 이상 발동하게 된다. 이런 경우를 두고 자연면역이 약화되고, 특이면역이 활성화되었다고 한다. 아토피 피부염을 치료하는 데 있어 자연면역의 강화를 목표로 하는 것은 이러한 이유에서다.

인체는 외부에서 침입할 수 있는 세균, 바이러스, 기생충 등의 항원으로부터 자신을 지키기 위해 자연면역이라는 1차 방어선을 가지고 있으며, 자연면역 체계만으로 방어하기 힘든 상황일 때 특

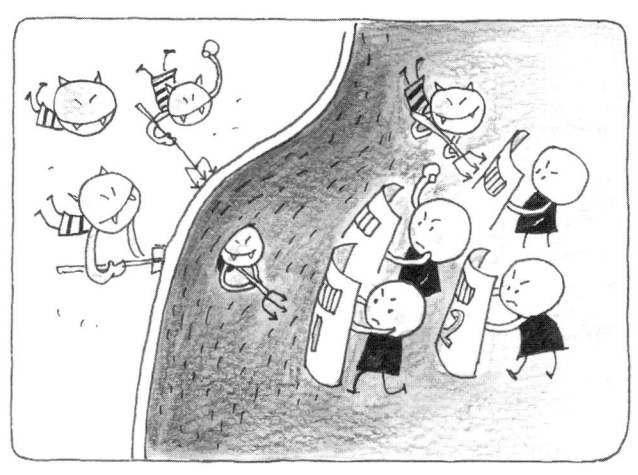

이면역이란 2차 방어선을 가동시킨다.

우리가 느끼지 못하지만 지금 이 시각에도 피부의 방어 시스템은 몸의 항상성 유지를 위해 외부의 침입자들과 열심히 싸우고 있다. 그러나 아토피 피부염 환자의 경우, 피부의 1차 방어선인 자연면역 기능이 약화되어 있기 때문에 정상적인 피부에서는 항원으로 작용할 수도 없는 요인들조차 몸 안으로 들어와 특이면역을 자극하는 것이다.

아토피 피부염이 아이들에게 많이 나타나는 이유도 질병에 대한 저항력, 즉 자연면역 기능이 미성숙했기 때문이다.

과거에 소아 질환은 여름철의 피부 질환, 겨울철의 감기로 대변되었다. 1차 방어선인 피부가 약한 아이들로서는 여름철에는 세균과 기생충들의 왕성한 활동으로 인해 쉽게 피부병에 걸릴 수밖에 없었고, 겨울철에는 감기 바이러스에 무방비 상태로 노출될 수밖에 없었다.

그래서 예전에는 아이들이 여름철에는 종기에 시달리고, 겨울철에는 콧물을 달고 살았던 것이다. 하지만 어른들은 이런 아이들에게 절대 약을 쓰지 않았으며 얼마쯤 지나면 종기와 누런 콧물이 모습을 감추었다. 종기와 감기를 앓으면서 어느새 아이들 몸에 저항력이 생긴 것이다. 웬만한 감기 정도는 거뜬히 이겨낼 만한 '내공'을 키운 셈이다.

어떤 보고에 따르면 유아 때 매일 목욕을 시키면서 청결하게 키운 아이들과 그냥 막 키운 아이들을 대상으로 알레르기 질환에 대한 이환율을 비교한 결과 매일 목욕을 시킨 아이들의 경우가 알레르기에 걸릴 확률이 더 높은 것으로 나타났다.

의학의 발달로 개발된 항생제와 예방면역 주사는 세균이나 바이러스에 대해 면역계가 해야 할 역할마저 대신해 주고 있다. 물론 이로 인해 예전보다 질병이 현저하게 줄었으며 인류의 수명도 연장된 것이 사실이다. 하지만 이러한 과정이 과거에는 적었던 알레르기 질환이 현대에 와서 급격히 증가하도록 만든 주 원인이라고 하니 아이러니가 아닐 수 없다.

자연면역이란 본시 우리 몸이 생장이란 과정을 통해 학습하고 성숙하는 필수 코스였음에도 우리가 현대 의학이 가져다 준 약물의 효능에 너무 의존한 나머지 자연면역의 약화를 초래한 것이다. 자연면역은 특혜처럼 학습과정 없이 거저 얻을 수 있는 것이 아니다. 그럼에도 우리가 안일하게 약물에만 의존했던 것이 결국 알레르기 질환을 키운 건 아닌지 돌아봐야겠다.

　인체의 자연면역이 성숙하려면 잔꾀로는 안 된다. 정직하게 전 과정을 치러내는 것이 가장 경제적으로 건강한 면역계를 획득하는 일이고 그렇게 획득한 자연면역이어야 자기 건강을 스스로 지킬 수 있다.

　나는 아토피 피부염을 치료하면서 환자와 보호자들에게 "아플 건 아파야 한다." "아픈 만큼 성숙한다."고 강조한다. 그러면 대개 환자들은 이렇게 반문한다.

　"선생님, 댁의 아이도 그렇게 키우세요?"

　물론 대답은 "YES!"이다.

　그러면 이미 자연면역계가 약화되고 상대적으로 특이면역이 활성화되어 있는 아토피 피부염 환자들은 어떻게 할 것인가?

　역시 마찬가지로 자연면역을 강화시킬 수 있는 방법으로 치료한다. 소아 아토피 피부염 환자들은 면역계가 미성숙한 시기라 자연면역계를 활성화, 강화시키기가 쉽다. 반면 어느 정도 면역계가 굳어진 성인의 경우에는 자연면역계를 강화하고 활성화시키기가 훨씬 더 힘들다. 그래서 아토피 피부염 치료의 경우 성인보다는 소아 환자를 치료하기가 훨씬 쉽고, 치료 기간도 짧게 걸리고, 성인에 비해 재발률도 매우 낮은 편이다. 모든 병이 그렇겠지만 아토피 치료의 시기가 빠르면 빠를수록 효과가 높은 것도 이 때문이다.

1) 아픈 만큼 성숙한다

한방 치료를 받고 있는 환자들은 대개 양방에서 피부과 치료를 받다가 온 경우가 많다. 여러 병원을 전전하다가 온 만큼 치료과정에 대한 의학 상식과 정보가 상당해 준(準) 의사 수준에 이른다. 이들이 한방 치료를 받으면서 가장 궁금해하는 점은 다음 두 가지인데 '왜 치료 초기에 증상이 심해지느냐'와 '왜 치료 도중에 세균과 바이러스에 의한 2차 감염 증상이 나타나느냐' 하는 점이다. 여기에 대한 대답 또한 자연면역과 연관해서 찾을 수 있다.

현재 의료 문화에서 우리 나라와 선진국의 공통점이 있다면 항생제를 비롯한 약물의 오남용을 들 수 있다. 나는 특히 아이들의 자연면역은 항생제 사용과 매우 밀접하게 관련돼 있다고 생각한다. 앞에서도 언급하였지만 소아들의 면역계는 미성숙한 단계이고, 피부에서의 자연면역 기능도 아직 덜 발달된 상태라 세균이나 바이러스 등에 자주 감염될 수 있다.

또한 항생제나 스테로이드제를 남용하면 세균이나 바이러스는 돌연변이를 통해 적응력을 키우면서 약물에 대한 내성을 갖는다. 이러한 약물 남용의 피해는 자연면역계의 약화로 인해 면역 불균형 상태에 빠진 우리 인체에 이중의 부담을 안겨준다.

피부과에서 항히스타민 제제나 스테로이드 제제를 사용하던 어린이 환자가 한방으로 치료를 바꿀 경우 먼저 보호자에게 몇 가지 주의 사항을 준다.

무엇보다도 약물의 오남용을 최대한 줄여야 한다고 주지시킨다. 아이가 감기나 발열 증상을 보이더라도 크게 염려할 상황이 아니라면 해열제 사용을 자제하라고 당부한다. 해열제로 열을 내려주는 것보다는 아이 몸이 열을 이겨낼 수 있도록 기회를 주기 위해서다. 왜냐하면 열이 난다는 것은 면역학적으로 인체의 면역계가 세균이나 바이러스와 열심히 싸우고 있다는 것을 의미하기 때문이다.

몸에 바이러스나 세균이 없다면 싸울 일이 없으니 열도 나지 않을 것이다. 즉 열이 나야 할 이유가 충분히 있기 때문에 열이 나는 것이므로 이러한 발열이 결코 나쁜 것만은 아니다. 싸울 만하니 싸우는 것이고, 싸움도 자주 해봐야 훌륭한 싸움꾼(?)이 되는 것이니, 우리의 자연면역계에게도 싸울 기회를 주어야 한다. 따라서 항생제보다는 자연스럽게 음양을 조절할 수 있는 시금치를 주자. 감기 정도는 거뜬히 이겨낼 수 있는 '뽀빠이'가 될 수 있도록 말이다.

아이를 키우면서 엄마들이 가장 힘들어 할 때는 아마도 아이들이 열나고 보채며 밤에 잠을 자지 못할 때일 것이다. 아이가 아파하는 걸 보기 힘든 게 모든 부모들의 마음이기 때문에 당장이라도 해열제를 먹여 열을 내리고 편히 재우고 싶어한다. 그런데 해열제를 먹이지 말라니…. 게다가 간단해 보이는 약재들로 처방을 하다니….

놀란 아이 엄마들이 자주 묻는 질문도 그런 내용들이다.

"풀뿌리 몇 가지 먹고 바이러스가 없어지나요?"

그럴 때마다 나는 미소를 띠며 말한다.

"이 풀은 면역 증강에 효과가 있고, 저 뿌리는 기침과 열나는 데 좋은 약이고, 요 이파리는 항(抗)바이러스 효과가 있어요. 이 약들이 체질에 잘 맞으면 성장에도 좋고 건강에도 좋은 보약이 될 수 있을 겁니다."

아무쪼록 우리는 인체의 면역계에 대해 자신감을 가져야 한다. 더불어 음양의 균형을 조절하여 자연과학적인 입장에서 치료하려는 한방 생약 치료요법에 대한 신뢰감도 갖길 바란다.

치명적인 질환을 방비하기 위한 예방주사는 어쩔 수 없다 치더라도, 감기나 가벼운 태열, 성장열처럼 아이들이 성장해 나가는 과정에서 앓는 가벼운 증상들은 아이 스스로 저항력을 키울 수 있도록 기회를 주어야 한다. 아픈 아이를 지켜보는 것은 마음 아픈 일이지만 조금 더 깊게 생각하고 자녀를 사랑하는 마음으로 견뎌보자. 그래도 안 되겠다 싶으면 자연원리에 입각한 생약 치료 방법을 써보자.

2) 2차 감염은 자연스런 현상이다

아토피 피부염을 치료하는 데 있어 가장 문제가 되는 경우는 '2차 감염'이다. 환자들에게 2차 감염은 아주 겁나고 무서운 상황이 아닐 수 없다.

하지만 2차 감염은 항생제를 쓰지 않기 때문에 자연면역계가 항원과의 싸움을 벌이면서 나타나는 자연스런 현상이다. 따라서 아이들의 면역계가 미성숙한 단계에서 점차 성숙한 단계로 훈련되어 가는 과정에서 겪을 수밖에 없는 상황으로 받아들이는 것이 좋다.

나 역시 환자를 진료하면서 어떻게 하면 2차 감염을 겪지 않고 아토피 피부염을 치료할 수는 없을까 고민할 때가 많다. 그만큼 2차 감염은 눈으로 보기에도 흉측하리만큼 증상이 심하기 때문이다. 그러나 뜻밖에도 2차 감염을 겪고 난 환자들이 비교적 치료 경과가 빠른 것을 보면 2차 감염을 무작정 두려워할 필요는 없다. 물론 이 때도 한방 전문가의 정확한 판단이 필요하다.

한방으로 아토피 피부염을 치료할 때 초기에 갑자기 피부 증상이 심해지는 이유는 그동안 줄곧 항히스타민 제제나 스테로이드 제제에 의존해 오다가 갑자기 중단할 경우 나타나는 '리바운딩 현상(활성화된 면역계가 항원과 싸움을 벌이면서 일시적으로 피부의 상태가 심해지는 현상)'이 나타났기 때문이다. 피부과에서 처방하는 항히스타민 제제는 맞버팀으로 면역반응을 차단하고, 스테로이드 제제는 특이면역반응을 억제한다. 다시 말해 항히스타민 제제와 스테로이드 제제는 그저 면역반응을 억제할 뿐이지 피부를 통한 항원의 유입을 막거나, 항원을 제거하는 능력은 없다. 따라서 사용하던 스테로이드 제제를 일시적으로 중단하면 피부 증상이 심해지는 것이다.

한방 치료의 목표를 한마디로 요약하면, 면역조절과 피부를 통해서 유입되는 항원을 차단하기 위해서 자연면역을 강화하는 것이다. 여기에 한 가지 덧붙이자면 항원의 배출이다. 앞에서도 언급했듯이 항히스타민 제제나 스테로이드 제제는 항원을 제거하지 못한다. 역으로 해석하자면 항원을 방치한다는 뜻도 된다. 이러한 상태에서 항히스타민제나 스테로이드를 사용하면 일시적으로 가려움증은 해소될 수 있으나 항원은 몸에 계속 누적된다. 이렇게 누적된 항원을 배출하는 게 한방 치료의 또 다른 목표이다.

한방 치료과정 중에 나타날 수밖에 없는 초기 가려움증 심화 증상을 최소화하기 위해서는 항원을 배출하는 방법을 같이 써야 한다. 몸 안의 항원은 한약을 내복하여 배출시키고, 피부에 있는 항원은 샌드베스 요법(상세 내용 P190참조) 같은 온천요법을 거친다면 치료 초기에 보이는 가려움증 심화를 훨씬 줄일 수 있다. 이러한 치료를 통해 항원이 어느 정도 배출되면 그 다음에는 항원이 피부를 통해서 유입되지 않도록 자연면역계를 활성화시키는 치료가 이어진다. 자연면역을 강화시킬 수 있는 약물은 현재 개발중에 있고, 일부는 임상 치료에 쓰이고 있는데, 그 효과가 매우 만족할 만하다.

일반적으로 아토피를 포함하여 알레르기를 IgE의 과잉생산으로만 해석하는 경향이 있지만 사실은 IgE 과잉 이외에 다른 면역계에 문제가 있는 환자들도 많이 볼 수 있다.

> **클릭! 의학상식**
>
> **IgE란?**
> IgE란 체액에 존재하는 면역 단백질의 일종이다. 정상적으로는 기생충이 인체에 침입할 경우 다량으로 발생하여 방어 작용을 하는 단백질이지만 무해한 물질에 대해서 인체가 지나치게 반응하는 알레르기에서도 수가 늘어나면서 염증을 활성화한다.

3) 아토피 피부염은 면역학적 특징이 뚜렷하다

아토피 피부염은 면역학적인 특징이 뚜렷하게 나타난다. 자연면역이 저하되어 있고, 면역학적인 불균형이 매우 다양하고 복잡한데 이러한 면역학적인 특징을 치료에도 그대로 적용할 수 있다. 결국 자연면역을 강화시키고 환자의 상태에 따라서 면역학적인 불균형을 조절해주는 것이 치료의 핵심이다.

자연면역은 말하자면 인체가 자신의 항상성을 유지하기 위한 일차적인 방어선이다. 정상적인 사람이라면 외부의 환경 변화에 별다른 어려움 없이 자연스럽게 적응해 나가지만 아토피 환자의 경우에는 자연면역이 약화되어 있기 때문에 조그만 환경 변화에도 매우 민감하게 반응한다. 자연면역만으로는 제대로 방어하기가 어려워 특이면역의 도움을 받아서 해결하려고 하기에 자연면역이 건강한 사람이라면 자각 증상 없이 지나갈 일을 아토피 환자는 민감하게 반응하여 여간 고생하는 게 아니다.

　면역학적인 불균형이 나타나는 원인은 다양하고도 복잡하다. 이것이 바로 아토피 피부염 환자를 치료할 때의 어려움이기도 하다. 미국 알레르기 학회의 임상지침서에서는 아토피 피부염을 의사의 예술적 감각(art)이 필요한 질환이라고 기술되어 있을 정도이다. 그만큼 면역학적인 불균형이 복잡하고, 불균형을 야기할 수밖에 없는 이유 또한 매우 다양하다는 것을 역설적으로 표현한 것이다. 뿐만 아니라 환자의 상태에 따라서 맞춤식 치료를 해야 된다.

　아토피 질환에 대해 수많은 연구가 진행되고 시간과 재정적인 투자를 많이 했음에도 불구하고 아직까지 특별한 치료법이 나오지 않은 게 어쩌면 당연한 결과일지도 모르겠다. 하지만 다행인 것은 최근에 수많은 연구를 통해 아토피 피부염의 면역학적인 불균형에 관한 큰 흐름은 어느 정도 잡혀 가고 있다는 점이다.

　특이면역의 경우 두 갈래의 큰 흐름이 있는데, 첫 번째 오염된 세포를 직접적으로 파괴하는 역할로 면역의 기능을 하는 면역물질이 있고(Th1), 또 하나 불필요한 물질(항원)을 제거하기 위해 항체를 형성하여 면역기능을 수행하는 면역물질(Th2)이 있다. 일반적으로 알려지의 경우 Th2가 과잉분비되면서 항체 형성을 통하여 과민반응을 일으킨다. 아토피 피부염에서도 일반적으로는 Th2가 Th1보다 더 많이 분비를 하는 경향이 있다. 그래서 아토피 피부의

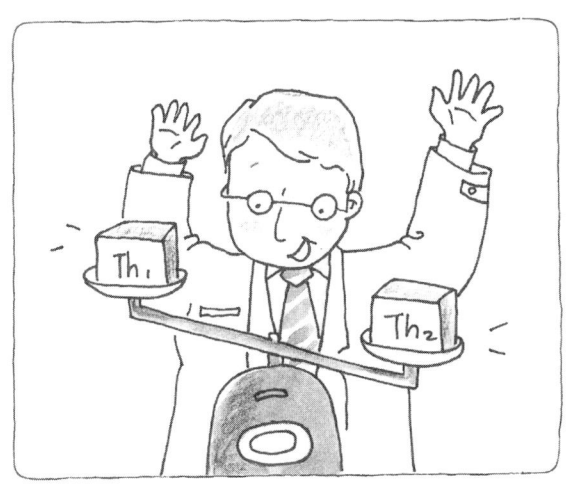

치료가 되어가는 경우를 볼 때 Th1의 회복과 Th2의 억제가 주요한 지표로 나타나고 있다.

　Th1 타입을 감기 타입, Th2 타입을 음식 타입이라고 부르기도 하는데 즉 음식을 잘못 먹어서 증상이 심해지는 경우에는 Th2 타입의 면역세포가 활성화되고, 감기로 인해서 증상이 심해지는 경우에는 Th1 타입의 면역세포가 활성화된다는 것이다. 그리고 소아들의 경우에는 Th2 타입 면역세포가 활성화되는 경향을 보인 반면, 성인과 만성 환자의 경우에는 Th1 타입의 면역세포 기능이 저하되는 경향을 보인다. 이러한 사실은 아토피가 IgE 과잉만으로는 설명될 수 없으며, 면역불균형의 경향성이 다양한 아토피 질환의 특징을 단적으로 표현한 것이다.

> **클릭! 의학상식**
>
> **Th1세포와 Th2세포?**
> 특이면역을 담당하는 중심 세포인 T세포에는 T보조세포(T helper cell)가 있는데 이것들은 다시 자기들이 만들어내는 단백질에 따라 1형 T보조세포 또는 Th1세포와 2형 T보조세포 또는 Th2세포로 나누어진다. Th1세포는 몸 안의 이물질이나 찌꺼기를 잡아먹는 세포를 도와주는 단백질을 만들어내고, Th2세포는 항체를 강화하는 세포를 만들어낸다.

여기서 간과할 수 없는 또하나의 사실은 아토피 피부염 환자들이 바이러스나 세균에 의해서 2차 감염을 경험하고 난 이후 피부염 증상이 현격하게 호전된다는 점이다.

일반적으로 아토피 피부염 환자들은 피부 면역기능이 떨어져 있기 때문에 2차 감염 증상이 흔하게 나타나지만 앞에서 말했듯이 2차 감염 증상은 결코 나쁜 현상만은 아니다. 나는 치료과정에서 환자의 상태에 따라 적절하게 순수 생약을 사용하여 치료했을 때 피부 증상이 매우 호전되는 경우를 많이 보았다.

면역학적으로 살펴보면 2차 감염 증상은 특별한 경우가 아니면 1~3주 정도의 시간이 걸린다. 이때 나타나는 증상은 피부에 수포성 발진이 생기는 '농가진'과 수두바이러스 같은 좁쌀 크기의 '발진'이다. 일반적으로 수포성 발진의 경우에는 포도상구균인 경우가 많고, 좁쌀 크기의 발진은 수두바이러스가 많다고 알려져 있다.

그런데 중요한 것은 이런 2차 감염을 앓고 나면 아토피 피부염 증상이 많이 호전된다는 사실이다.

아플 건 아프면서 인체 스스로 극복해 나갈 때 건강한 면역계를 획득한다. 따라서 소아들의 경우에는 감기 증상을 얼마만큼 효과적으로 잘 치료하느냐가 아토피 완치의 중요한 관건이 되기도 한다. 불가피한 예방접종이 아니라면 아토피 환자의 경우에는 갖가지 접종에 앞서 한번쯤 숙고할 필요가 있다.

그럼 이제부터 아토피 면역계의 특징에 따른 치료 사례를 살펴보도록 하자.

① 자연면역이 회복되어 치료된 경우

아토피 피부염은 앞에서도 말했듯이 아이가 성장함에 따라 자연면역계도 같이 발달하면서 자연스럽게 치료될 수 있는 질환이다. 옛 어른들이 "아이들 태열은 땅을 밟고 걸음마를 하게 되면 자연스럽게 낫는다."고 한 것도 같은 맥락이다. 갓난아이들은 감기와 같은 질병을 앓으면서 자연면역이 발달하고, 그러다 어느새 태열이 없어지곤 했다.

하지만 최근에 와서 항생제, 항히스타민계 약물, 스테로이드 제제의 남용으로 자연면역력이 발달할 수 있는 기회를 빼앗기게 되었고, 이것이 바로 아토피를 비롯한 알레르기 질환이 급증하는 주요한 원인으로 꼽히게 된 것이다. 최근 세계적인 연구 동향을 보면 아토피 치료에 있어서 자연면역의 중요성이 부각되고 있는 상황이다.

✚ 임상 사례

◎-이름 : 김명호(8세·남)

◎-증상 : 처음 병원을 찾아왔을 때 팔 다리 접히는 부위와 목, 귀 부위에 아토피 피부염 증상이 있었다. 항히스타민제인 지르텍을 복용하고 외용제로는 엘리델을 사용해 왔다고 한다.

명호는 부모를 따라 미국 시애틀에서 살다가 귀국한 아이였다. 미국에서도 습기가 많은 지역인 시애틀에 살았으며, 세 살 때까지 아토피 증상이 심했다고 한다. 또 아침이면 알레르기 비염 증세가 특히 심해지는 전형적인 소아 아토피 증상을 보이고 있었으며 환절기나 밤에는 심한 가려움증에 시달렸다고 한다. 병원에 오기 두 달 전부터 이미 2차 감염이 시작되어 치료를 받았다. 평소 땀을 많이 흘리고, 갈증을 많이 느껴 물을 많이 마신다고 했다. 평소 폭식, 과식 습관이 있으며 변비 증세가 있었다.

◎-진단 : 소아 아토피의 유형 중에서 '자연면역 기능이 약한 경우'에 해당된다.

◎-치료 : 피를 맑게 하면서 가려움증을 해소하는 '양혈지황탕'을 응용하여 치료를 시작했다. 한약을 복용한 지 일주일 만에 리바운딩 현상이 나타났으며, 열흘 정도 지나자 수포성 발진과 함께 진물이 나는 증상이 나타났다. 이 증상은 면역계의 혼란으로 인한 일시적인 증상이라고 환자와 보호자를 이해시킨 뒤 계속 한약을 복용하도록 지시하였다. 그리고 열흘 정도 지나자 피부 상태가 몰라보게 좋아졌다.

상태가 호전된 것을 보고서야 명호 어머니는 그간의 애로사항을 털어놓았다. 지금껏 이렇게까지 심해진 적이 없었기 때문에 치료 초기에 매우 당황했으며 그로 인해 부부싸움을 하기도 했었다고 한다.

명호의 치료과정을 지켜보면서 의사인 내가 희한하게 여긴 점이 있다면 과거에 스테로이드 연고를 많이 바른 부위일수록 발진과 진물이 심하게 올라오는 것이었다. 이러한 증상은 한방에서 말하는 리바운딩으로 이해할 수 있었다.

명호가 내원할 당시 2차 감염 증세가 있었다. 치료 후 안정이 된 시기에 면역세포의 변화를 살펴본 결과 여러 면역세포 중에서 특히 감마 인터페론의 증가가 특징적으로 관찰되었다. 이것은 자연면역계의 활성이 간접적으로 증명이 된 것으로 판단된다. 또한 발열을 동반하는 2차 감염의 양상도 마크로파지, 호중구 등의 자연면역계의 능동적 활동으로 추정된다.

	IL-4	IFN-γ	IL-12
처음 진단	-211.23	-41.17	-60.98
2차감염 당시	-114.59	147.75	-220.31
2차감염 치료후	-95.22	24.13	84.37

〈표 설명〉

IL-4는 특이 면역의 Th2 계열로서 항체면역을 나타내는 지표이며, IFN-γ는 자연면역을 나타내는 지표이며, IL-12는 호산구의 활동을 나타내는 지표로 본다.

위의 표에서 2차감염이 있을 당시의 면역지표는 자연면역의 지표로 이해되는 IFN-γ가 활성화 되었으며, 2차감염이 치료되고 난 이후에는 처음 진단 당시에 비교하여 자연면역계가 안정되어 있다는 것을 알 수 있다.

② Th1 면역세포를 회복시켜 치료한 경우

아토피 피부염 환자들의 혈액을 통하여 면역세포를 검사해 보면 특이면역 중에서 Th2 계열의 면역세포가 높은 수치를 보이고, Th1 계열의 면역세포가 낮은 수치를 보인다. 이 경우에는 Th1 계열의 면역세포가 회복되는 것이 치료과정 중에 나타나면 아토피 피부염이 호전될 것을 확신할 수 있다.

✚ 임상 사례

◎-이름 : 김광림(19 · 남)

◎-증상 : 어려서부터 지금까지 아토피 피부염 때문에 고생을 많이 해왔다. 그동안 증세가 심해질 때마다 외용연고와 항히스타민제를 써왔다고 한다.

먼저 환자의 면역세포를 검사해 보니 특이면역의 Th2가 높았고, Th1은 낮은 상태였다. 치료 시작 후 기존에 사용해 오던 모든 약을 중지시키고 본원에서 만든 외용제(止痒膏)와 먹는 한약을 투여했다. 일주일 정도 지나서 피부의 상태가 훨씬 나빠지자 환자가 매우 힘들어했다. 4주경에 면역세포 검사를 했더니 특이면역의 Th2는 약화되고 약했던 Th1이 증가한 것을 알 수 있었다.

이때가 가장 큰 고비였다. 환자에게 앞으로 나타날 상황에 대해 미리 말해 줄 필요가 있었다. 가려움증은 더욱 심해질 것이고 피부가 빨개지면서 충혈 상태가 될 것이라고 했다. 하지만 이것은 인체 면역계에 커다란 변화가 일어나고 있다는 것을 보여주는 일시적인 현상이니 안심하라고 일러주었다. 치료를 시작한 지 8주 정도 지나자 가려움증이 서서히 줄면서 피부 상태 역시 정상으로 돌아왔다. 피부색은 아직 어두운 상태였지만 곧 피부 세포가 완벽하게 재생되며 피부의 색소 침착은 자연스럽게 소실되었다. 12주가 지나자 가려움증은 거의 없어졌고 피부색도 정상으로 돌아왔다. 24주 경부터는 더 이상 가려움증이 나타나지 않았다.

그후 약물치료보다는 규칙적인 음식관리 요법과 운동요법을 알려주었다. 아울러 약의 오남용에 관한 주의사항을 일러주면서 약도 하루 3회에서 2회로 줄였다. 그리고 30주부터는 한약 투여도 중단하고 가려울 때만 외용제인 지양고를 바르도록 지시하고 치료를 종결하였다.

검사일	IL-4	IFN-γ	IL-12
2001. 10. 15	162	0	0
2001. 11. 16	0	128	12
2002. 2. 18	0.46	0	102.93
2002. 4. 14	0	64.22	43.48

〈표 설명〉

처음 진단하였을 때 면역검사에서는 특이면역의 Th2 가 매우 높았고 Th1은 0 이었다(01년 10월 15일). 4주 후부터는 Th2는 0으로 나타나고, Th10l 회복되는 것을 도표를 통해서 알 수 있다. 치료를 종결하는 시점에서는 Th1 계열의 면역물질이 안정되게 분비되고 있음을 볼 수 있다.

③ 면역계 불안정으로 나타나는 아토피 피부염

알러지를 일으키는 대표적인 항체 IgE의 과잉 현상이 알레르기에 있어서는 대표적인 특징으로 해석할 수 있지만, 아토피는 IgE 과잉 이외에도 복잡한 면역계의 불안정성이 나타나고 있다.

✚ 임상 사례

◎-이름 : 김영욱(46세 · 여자)

◎-증상 : 진료실을 들어설 때 얼굴에는 붉은 반점 형태의 습진이 나타나 있었다. 어려서부터 태열이 있었으나 초등학교 이후에

는 피부 때문에 치료를 받거나 불편한 일이 없었다. 그러나 결혼을 하고 출산을 한 이후부터 아토피 피부염이 나타나기 시작했다. 처음에는 얼굴부위와 목 부위에 나타나서 대수롭게 생각하여 연고를 사용하였지만 좀처럼 호전되지 않았고, 시간이 지날수록 연고의 스테로이드 함량은 증가하게 되고, 나중에는 먹는 스테로이드제제와 주사를 사용하기에 이르렀다. 그렇게 하였는데도 아토피 증상은 점차 심해져 갔다.

◎-진단 : 성인 아토피 피부염

◎-검사 : IgE 검사에서 76.3Iu/ml(성인의 경우 91이하가 안정적인 수치)인 것으로 보아 IgE 타입은 아님.

◎-체형 : 마르고 키가 컸으며, 입이 큰 것이 특징임.

◎-치료 : 아토피 피부염을 임상적으로 구분을 하면 IgE 타입과 그렇지 않은 타입으로 분류를 하기도 한다. 일반적으로 알러지의 경우에는 IgE 타입이 매우 많은데, 아토피 피부염의 경우에는 IgE 타입이 아닌 경우 역시 많다. 이 환자의 경우에는 IgE 타입이 아니기 때문에 임상적인 예후 판단에 있어서는 비교적 어렵지 않게 치료 되는 사례라고 판단한다. 환자가 평소에 추위에 민감하고 소화기 역시 약하여 음식섭취와 영양상태가 좋지 않아 음식을 가급적이면 익혀서 먹어야 되며, 차가운 음식과 익히지 않은 음식, 그리고 과일을 많이 섭취하는 것을 피하는 것이 이 환자에게 알맞는 음식 관리 사항이다. 환자나 보호자들의 질문 가운데 가장 많은 것이 바로 '무엇을 먹어야 되는가?'이다. 그러나 아토피 피부염의 한

방적인 치료법과 관리는 어느 하나로 정해진 것이 없다. 이 환자의 경우에는 일반적으로 아토피 피부염에는 차가운 음식이 좋다는 것과는 상반된 경우다. 실제로 환자 역시 지금까지 가급적이면 차가운 속성의 음식을 섭취해 왔으며, 소화가 잘 되지 않으면서도 돼지고기나 과일을 일부러 많이 섭취하였던 것이다.

치료를 시작하고 나서 6주경부터는 얼굴 부위의 리바운딩 현상이 너무 심하여 형체를 알아보기도 힘들 정도로 가려움증과 진물이 심해졌다. 환자는 외부 출입을 하지 못하고 집안에만 머물게 되어 3개월이 지나면서부터는 우울증이 오기 시작하였다. 이런 시기가 되면 치료를 담당하는 의사는 매우 난감해진다. 이후 1개월간은 매일 진료가 끝난 이후에 앞으로 나타날 수 있는 현상과 하루 동안에 있었던 피부상태에 대해서 전화통화를 하는 것으로 환자의 우울한 마음도 함께 치료를 하였다. 다행스럽게 환자는 마음의 안정을 찾았고 끝이 보이지 않았던 터널을 빠져 나왔다. 이후 피부증상은 매우 빠른 속도로 회복되었고, 치료를 시작한 지 1년 만에 더 이상 한약을 사용하지 않아도 가려움증이 나타나지 않았으며, 얼굴피부 역시 과거의 정상적인 상태로 회복되었다.

치료를 종결하며 나는 환자에게 '그렇게 힘든 시간을 잘 이겨내주어 정말 고맙다'고 머리숙여 감사의 말을 전했다.

2. 아토피에 대한 궁금증 네 가지

1) 알레르기와 아토피는 무엇이 다를까?

한방에서는 아토피 피부염을 '변화에 적응하지 못하는 질환'으로 보고 있다. 일반적으로 아토피 피부염을 알레르기 질환으로 보는 경우도 있지만 임상학적으로 보면 결코 동일하다고 볼 수 없다. 최근의 임상 보고를 보면 아토피 피부염만의 차별화된 여러 특징들을 찾아볼 수 있다.

① 아토피는 항원이 불분명하다.
알레르기와 아토피는 '이종(異種)단백', 즉 항원 작용에서도 구별된다. 이를테면 특정 음식이나, 꽃가루, 니켈 같은 금속물질 등 항원으로 작용하는 원인 인자를 분명하게 밝힐 수 있을 때는 보통

알레르기 질환 혹은 알레르기 피부염이라고 진단한다. 반면 아토피 피부염은 특별한 항원(원인 인자)을 알 수 없는 상태에서 가려운 증상이 계속된다. 즉 아토피는 항원이 너무 다양하게 작용해 특별한 원인인자를 파악하기 힘들다는 특징이 있다.

② 아토피는 사계절 변화에 모두 민감하다.
알레르기와 아토피는 계절에 따른 반응이 달리 나타난다. 일반적으로 알레르기 환자는 특정 계절에 민감한 반응을 보이지만 아토피 피부염 환자는 사계절 변화 모두에 민감하게 반응한다. 또 아토피 환자는 온도 변화에 잘 적응하지 못하므로 다른 사람들에 비해 추위와 더위를 많이 탄다.
아토피 환자의 경우 증상이 심하고 병력이 오래되었을수록 피부가 코끼리 거죽처럼 두꺼워진다. 피부가 두꺼워지니 피부 호흡에 문제가 생기고, 결국 기온 변화에 유난히 민감한 반응을 보이게 되는 것이다.
자연에는 사계절이 있고, 모든 생물은 계절의 변화에 적응하도록 되어 있다. 하지만 불행히도 문명의 발달로 인해 요즘 어린아이들은 계절의 변화를 건강하게 경험하지 못한 채 성장하고 있다. 즉 자연의 시계와 인체 내부에 있는 시계가 서로 자연스럽게 어우러지지 못하고 있는 것이다.
이는 결국 아토피 피부염 발생의 한 원인으로 작용한다. 환자들마다 아토피 피부염이 심해지는 시기가 각각 다른 것도 바로 이런 이유 때문이다. 따라서 아토피 피부염을 치료하기 위해서는 자연의 변화를 숙지하고, 인체가 자연의 변화에 적응하려면 어떻게 해야 하는지 알아야 한다.

③ 아토피는 알레르기에 비해 면역계가 불안하다.

일반적으로 알레르기의 면역 장애는 IgE 과잉 분비 때문으로 알려져 있다. 아토피는 알레르기에 포함되는 부분이 있지만, 일반 알레르기 질환에 비해 면역계 혼돈 상황이 매우 심각하다는 차이점이 있다.

알레르기와 아토피 피부염의 차이점을 설명하는 데 있어서 면역계의 혼돈은 가장 중요한 대목이다. 일반적으로 초기에는 IgE라는 항체가 아토피 피부염의 지표로 사용되었지만 임상에서는 IgE의 정도가 피부 증상의 정도와 일치하지 않는다는 것을 알 수 있다.

또 면역 활성 단백질(사이토카인)의 변화 역시 알레르기에 비해 아토피가 훨씬 더 복잡하다. 전신에 피부염 증상이 나타나던 환자가 치료가 진행되면서 국소적인 부위로 집중되는 과정을 겪는다. 일정한 부위로 증상이 국한되는 경우에는 비교적 치료하기 용이하다. 이러한 차이점은 아토피가 알레르기에 비해 훨씬 면역계가 불안정하기 때문으로 이해된다.

2) 아토피는 왜 고치기 어려울까?

아토피 피부염은 난치질환이다. 일반적으로 난치성 질환은 몇 가지 특징이 있다. 첫째 치료할 수 있는 약물이 아직 없는 경우, 둘째 그 질환의 예후를 정확하게 알 수 없을 때 그리고 마지막으로 약물요법만으로는 질환을 다스릴 수 없는 경우다. 왜 아토피 피부염을 난치성 질환이라고 하는지 알아보자.

① 아토피는 원인 인자가 불분명하다.
아토피 피부염은 어떤 변화 인자에 반응하는지 정확히 알기 어렵다. 즉 원인이 구체적으로 밝혀지지 않았다는 말이다. 사람마다 아토피를 일으키는 원인 인자가 각각 다르고, 또 여러 가지 유발인자가 복합적으로 작용하기 때문에 어떤 방향으로 치료할지 결정하기 쉽지 않다.

② 한 가지 약물로 치료하기 어렵다.
아토피 피부염은 인체 면역시스템과 직접적으로 관련 있는 질환이다. 그런데 인체의 면역시스템은 계속 변화하기 때문에 일정하게 아토피 치료에 따른 예후를 추측하기가 쉽지 않다. 최근에 면역요법으로 알레르기 질환과 아토피 피부염을 치료하는 경우가 늘고 있는데, 이 면역치료에서 부딪히는 어려움 가운데 하나가 일정 기간 동안 특정한 면역제제를 사용하여 순조롭게 치료되다가 어느

날 갑자기 증상이 심해지는 것이다. 이것은 인체의 면역체계는 계속 변화하고, 특정한 약물을 지속적으로 투여하게 되면 인체는 또 다른 방향의 면역시스템으로 변화하기 때문이라고 추정할 수 있겠다. 따라서 알레르기 면역질환을 어느 한 가지 약물을 가지고 조절하기란 상당히 어렵다.

한방 치료에서도 한 가지 처방만으로 치료를 계속하기 어려운 경우가 많다. 인체는 매순간 변화하는 생명체이기 때문이다. 외부의 환경조건과 내부의 오장육부 상황이 매순간 변하고, 사계절이 바뀌면서 변화하고, 하루 중에도 밤과 낮이 변하는 것처럼 우리 몸도 변하는 것이다.

③ 약물 오남용이 치료를 방해한다.

한방으로 알레르기, 아토피 피부염을 치료하는 데 있어 가장 장애가 되는 것이 바로 약물의 오남용이다. 양방에서는 알레르기, 아토피 피부염이 생기면 일반적으로 바르는 외용제를 먼저 쓴다. 일반적인 외용제에는 스테로이드 성분이 들어가 있다.

아토피를 치료하는 데 있어서 양방과 한방은 다르다. 양방에서 알레르기, 아토피 피부염 치료를 위해 사용하는 일반적인 약물요법은 일종의 차단요법이라고 할 수 있다. 즉 알레르기, 아토피가 나타나는 것은 과민반응과 면역반응의 일종이기 때문에 면역반응의 메커니즘을 추적하여 면역반응이 일어나지 않도록 유도한다는 것이다. 항원-항체 반응이 일어나서 조직이나 세포 기관이 손상되는 것이므로 이러한 반응의 중간과정을 억제할 따름이다.

　반면에 한방에서는 면역반응을 항상성을 유지하기 위한 인체의 방어행위로 인식하기 때문에 면역반응이 일어나는 원인에 치료의 초점을 맞춘다. 다시 말해서 인체를 위해하는 요소가 있으면 인체가 독소로 인식할 수 있도록 유도하여 철저하게 면역반응을 일으키도록 만들어주는 것이다. 그래서 한의학적인 방법으로 치료를 하면 리바운딩이 일어나게 되는 것이다. 리바운딩은 인체에 독소로 작용하는 항원을 적극적인 면역반응을 통해 없애버리는 것이다. 즉, 적극적인 면역반응을 유도하여 몸 속에 있는 항원을 제거해 가는 것이다. 그래서 양약을 사용한 기간이 길수록 치료 기간이 길어지고, 리바운딩 증상도 훨씬 심해진다.

　④ 공해와 인스턴트 식품이 면역계의 혼란을 가중시킨다.
　아토피 피부염은 유전적으로 익숙하지 않은 물질로 인해 유발되기도 한다. 소아에서 성인 아토피 피부염으로 진행되는 동안 아토피 피부염을 유발하는 인자들 중에서 음식이 차지하는 비중이 커졌다. 식생활이 서구화되면서 우리 먹거리가 달라졌다. 우리는 매일 인스턴트 음식을 비롯해서 방부제, 색소첨가제, 인공감미료를 알게 모르게 섭취하고 있다. 이러한 물질들은 우리의 전통적인 먹거리와 다를 뿐 아니라 유전적으로도 익숙하지 않은 것들이다. 따라서 이 물질들이 체내로 들어오면 우리 몸과 면역계는 이것을 이종단백으로 인식하여 면역반응을 일으키는 것이다.

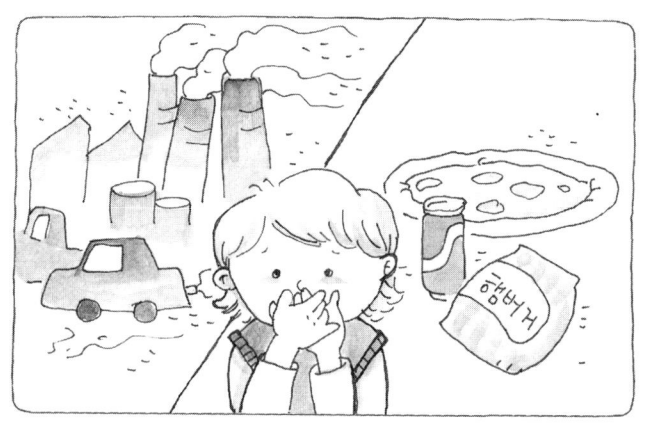

　다행히 면역계가 안정이 되어 있는 경우에는 적절하게 처리하겠지만, 만약 불안정한 상태라면 그나마 불안정한 면역계를 더더욱 혼란에 빠트릴 것이다. 소아들에게 인스턴트 음식이 아토피 피부염을 유발시키는 요소가 되는 것도 이 때문이다.

　음식물로 인한 알레르기나 아토피가 있는 경우에는 면역 단백 물질 가운데 하나인 '인터루킨-4'가 혈청에서 관찰된다. 이것은 음식물에 의한 이종 단백과의 면역반응을 나타내는 것으로서 체액성 면역이라고 하며, 일반적으로 소아들에게 많이 나타나는 유형이다.

　또한 환경오염 물질 중에서 아토피성 피부를 자극하는 것은 질소산화물이다. 질소산화물은 가려움증을 악화시키는 방아쇠 역할을 한다. 즉, 질소산화물이 활성산소와 결합하여 과산화지질을 만들고, 피부 세포에서 침투하여 대사장애를 유발시킨다. 그러면 피부에서는 항원으로 인식하여 가려움증을 가중시킨다. 최근 들어 활성산소는 인체의 건강한 면역반응을 막고 면역계를 더욱 교란시키는 유발인자로 꼽히고 있다.

> **◯ 클릭! 활성산소**
>
> 우리가 호흡할 때 산소를 마시고 이산화탄소를 내뱉듯이 우리 몸을 이루는 세포도 산소를 이용하여 에너지를 얻는다. 그러나 산소가 이렇게 대사에 사용될 때 그 일부는 반응성이 매우 강한 활성 산소로 변화하여 세포를 이루는 성분을 파괴한다. 노화나 암, 각종 성인병, 심혈관 질환, 알레르기, 관절염, 피로, 위궤양 등이 지나친 활성산소 때문이다. 활성산소를 많이 발생시키는 원인으로는 스트레스, 환경오염, 자외선, X선, 항암제, 지나친 운동, 전자파, 흡연, 농약, 산화제가 들어 있는 음식물이나 식품 첨가제의 섭취 등이다.

3) 아토피는 유전일까?

건강한 피부란 생활환경에 잘 적응하여 편하게 숨쉴 수 있는 피부를 말한다. 아토피성 피부도 잘만 치료하면 얼마든지 건강 피부가 될 수 있다. 흔히 아토피라고 하면 아토피 피부염을 떠올리기 쉽다. 그러나 아토피 질환군에는 피부염 외에도 알레르기성 비염, 알레르기성 천식, 알레르기성 중이염, 알레르기성 결막염 등도 포함된다. 피부염은 이 중 하나일 뿐이다.

피부염은 알레르기 때문일 수도 있고, 아닐 수도 있어 알레르기와의 연관성을 단정적으로 설명할 순 없다. 따라서 아이가 피부염을 앓는다고 해서 무조건 우유나 고기를 피하는 게 좋다는 식의 획일적인 식이요법은 옳지 않다.

아토피 피부염은 심한 가려움증 때문에 온몸을 긁어서 2차적으로 습진이 생기는 소아 피부질환 중에서 가장 흔한 질환이다. 증상은 연령에 따라 다르게 나타난다. 젖먹이 때는 주로 머리와 얼굴에 붉고 습하고 기름진 딱지가 생기지만 돌이 될 무렵에 호전되는 경우가 많다.

이 아이들이 자라면서 점차 팔, 다리 접히는 부위와 손목, 발목 그리고 얼굴 부위에 증상이 나타나는데, 피부가 두꺼워지거나 꺼칠꺼칠해지면서 색소 침착 등이 나타나고, 가려움증도 심해진다. 또 긁은 자리는 '태선화 현상(코끼리 거죽처럼 두꺼워지는 현상)'이 발생하며 이러한 증상은 대개 나이가 들면서 완화되어 성인기에는 전체 환자 중 약 30~40퍼센트 정도는 외관상으로 피부염이 보이지 않는다. 그러나 아토피 체질은 대부분 평생 동안 지속돼 피부가 건조해지거나 자극성 물질에 의해 자극을 받게 됐을 때 주부습진이나 가려움증 등의 증상으로 나타나므로 주의해야 한다.

환자들이나 보호자들이 가장 많이 하는 질문은 '아토피 피부염이 유전되느냐'는 것이다. 환자의 가족 중에 천식 또는 알레르기성 비염, 아토피 피부염을 앓았던 사람이 50퍼센트 이상이나 된다는 사실로 볼 때 유전되는 경향이 분명히 있다. 하지만 부모 중에 아토피 피부염이 있다고 해서 자식대에 꼭 나타나는 것은 아니다. 즉 소인은 가지고 있지만, 음식물· 약물 오남용· 스트레스 등의 외부 환경에 따라서 아토피 피부염 증상이 나타나는 경우도 있고, 그렇지 않은 경우도 있는 것이다.

아토피 피부염은 유전적 요인이나 면역기능 이상 등 다양한 원인이 복합적으로 작용해 발병하지만 환경적 요인도 피부염을 악화시키는 중요한 원인이다. 일반적으로는 과다한 땀의 분비, 건조한 피부, 각종 자극성 물질의 접촉으로 더 악화된다.

4) 아토피는 과연 완치될 수 있을까?

아토피 피부염의 치료 목표는 건강한 면역체계를 갖게 하는 것이다.

그러면 건강한 면역체계란 무엇을 말하나?

몸 안의 변화와 몸 밖의 변화에 자연스럽게 적응을 할 수 있는 면역 상태를 말한다. 즉 어떤 변화에 민감하게 반응하지 않고 인체가 자각하지 않아도 전혀 불편하지 않게 생활할 수 있는 것을 의미한다.

건강한 면역체계를 얻기 위해서는 어떻게 해야 할까?

여기에 대한 해답은 과거의 생활과 현대생활을 비교해 보면 이해하기 쉬울 것이다.

옛날에는 아토피 피부염은 별로 대수롭지 않게 여겼고 자라면서 자연스럽게 없어지는 일종의 통과의례 같은 것이었다. 예전에는 소아기 때 두, 진, 창, 볼거리, 수두, 홍역 등의 바이러스 질환을 많이 겪었다. 통계적으로 볼 때 신생아의 70퍼센트가 유아기 때 태열을 경험했다. 한의학적으로 두, 진, 창, 볼거리, 수두, 홍역 같은 것은 태독이 빠져나가면서 생기는 것으로 본다. 따라서 이러한 질환은 태열을 치료하는 방식으로 치료해 왔던 것이다.

예를 들면 수두는 몸 안의 태열이 피부를 통해서 밖으로 나가려고 하는 과정에서 나타나는 질환으로 인식한다. 그래서 태열이 있는 아이가 심하게 수두를 하고 나면 태열이 많이 좋아지는 경우를 종종 본다. 또 태열 치료법으로는, 열독이 피부를 통해서 몸 밖으로 빠져나가도록 우방자, 박하, 형계, 방풍 등의 발산제를 응용한다.

하지만 선진국일수록 이러한 바이러스 질환을 항생제와 해열제에 의존하여 치료한다. 이러한 치료법은 스스로 건강하게 바이러스를 이겨낼 수 있는 기회를 놓치게 만들고, 결과적으로 몸은 당장 편안할지 모르지만 면역학적인 관점에서 보면 자연면역이 발달할 수 있는 시점을 놓침으로써 자연면역보다는 특수면역인 알레르기 면역으로 이행하게 만든다.

인체는 외부 바이러스나 세균에 감염되면 스스로 치유할 수 있도록 면역 시스템을 가동시킨다. 인체에 침투한 바이러스를 물리치면 인체는 건강한 면역을 획득하게 되고, 인체의 면역 시스템은 그것을 기억해 두었다가 다음에 또다시 같은 바이러스가 침투할 경우 스스로 자기 방어를 하기 때문에 재발되지 않는다. 수두와 홍역이 그 대표적인 것들이다.

그러나 우리 나라를 비롯해서 대부분의 선진국에서는 이러한 바이러스를 예방접종으로 해결한다. 예방접종은 외부에서 바이러스 균체를 인체에 큰 부담이 없는 상황으로 조작하여 체내에 주입시키는 것으로 인체에서는 여기에 면역반응을 일으킨다. 인체는 이것을 외부에서 침입한 바이러스로 인식하여 면역반응을 일으키지만 건강한 바이러스가 아니기 때문에 완전한 면역을 획득하지 못했다. 이것은 면역 예방접종을 했음에도 간혹 그 질환에 걸리는 사람을 통해 알 수 있다.

나는 자연스럽게 건강한 면역체계를 획득하기 위해서는 겪을 것은 겪어야 된다고 생각한다. 그렇다고 예방접종을 하지 말라는 것은 아니다. 다만 평소 항생제, 해열제 등을 남용하지 않아야 한다는 뜻이다. 한방 치료에서는 특정한 응급상황이 아니면 가급적 항생제와 해열제를 사용하지 않는다.

이것은 소아들의 경우에 특히 중요한 요소이다. 실제로 치료과정에 해열제나 항생제를 쓰면 증상은 일시적으로 진정되지만 어느 정도 시간이 지나면 더욱 심해지는 경우가 많다.

한방 치료는 인체 스스로 치료할 수 있는 힘을 가지고 있다는 데에서 출발한다. 따라서 약물 투여는 인체 스스로 외부 바이러스나 세균과 열심히 싸워서 이겨낼 수 있는 힘을 보태주는 역할이라고

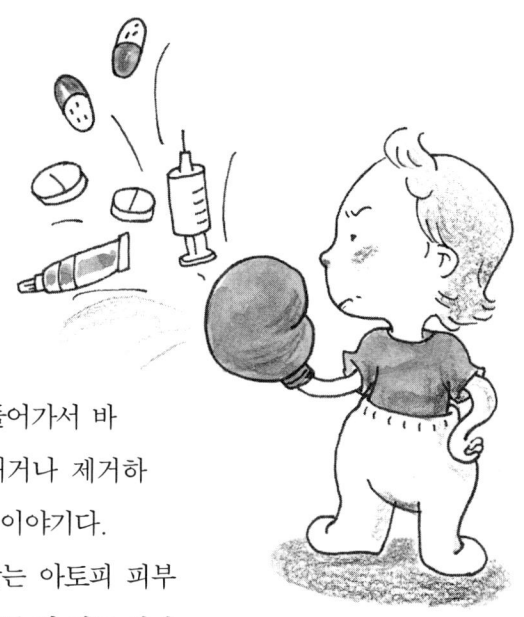

생각한다. 약물이 들어가서 바이러스를 직접 없애거나 제거하는 작용은 아니라는 이야기다.

  나에게 치료를 받는 아토피 피부염 환자들 중에는 한두 번 정도 심하게 바이러스 질환을 앓는 경우가 있다. 그러나 바이러스 질환을 건강하게 앓고 난 후에는 증상이 많이 호전되는 것을 확인할 수 있다. 이러한 증상 호전은 면역계의 균형이 이루어진 결과이며, 면역계의 수치검사 결과가 좋아진 것도 인체가 건강한 면역반응을 획득했음을 의미하는 것이다.

3. 우리 몸의 면역체계

우리 몸에 해가 될 물질이 침입해 오면 이를 제거하는 인체의 방어 작용이 면역반응이다. 인체에 유해한 물질이라고 하면 병원균, 즉 바이러스나 세균, 기생충, 곰팡이 등을 꼽을 수 있다.

사실 우리 몸은 우리가 생각하는 것보다 훨씬 더 튼튼하다. 우리는 수많은 세균과 바이러스로 둘러싸인 환경 속에서 살고 있다. 공중에 떠다니는 박테리아 균, 흙 속에 묻어 있는 곰팡이 균, 바로 옆에 있는 감기 환자의 바이러스 등…. 이렇게 '유해한' 환경에도 불구하고 대부분의 사람들이 건강하게 생활할 수 있는 것은 바로 인체의 면역반응 덕분이다.

게다가 면역반응은 조직이나 기관에 손상을 끼칠 수 있는 모든 병원체나 독소에 대항해서 몰아내는 것뿐 아니라 내부에서 생기는 노폐물까지도 처리하는 능력이 있다.

인체의 면역반응은 두 단계의 방어 시스템을 갖추었다. 1단계 방어는 자연면역(내재면역)이고, 2단계 방어는 적응면역(특이면역)이다. 우리 몸이 항상 유해한 세균과 바이러스에 노출되어 있으면서도 감염되거나 병들지 않는 것은 자연면역 때문이다. 외부의 침입자에 대해 자연면역은 무조건적인 방어작용을 한다. 만약 자연면역만으로 역부족일 경우에는 적응면역이 일어난다.

인체의 면역반응은 국가 안보에 비유할 수 있다. 인체를 하나의 국가로 보자면 인체 속에는 치안과 보안을 담당하는 군인과 경찰이 있다. 국가가 강성하면 적군이 쳐들어오지 못하고, 설령 쳐들어온다고 해도 삽시간에 전멸되듯 우리 몸도 건강하면 감기에 걸리지 않고, 설령 걸리는 경우에도 하루만 푹 쉬고 나면 다음날 툴툴자리를 털고 일어날 수 있는 것과 같다. 이렇게 내 몸이 건강한 것은 인체 내의 면역반응이 원활하게 이루어지고 있다는 뜻이다.

인체의 면역반응은 혈관 내 혈액 속에 있는 백혈구와 몇몇 단백질이 담당한다. 이들이 바로 내 몸을 지켜주는 군인으로 각각 자신의 역할을 수행한다.

백혈구의 종류에는 과립구와 단핵구, 림프구 등이 있다. 과립구는 다시 호중구(neutrophil), 호산구(eosinophil), 호염기구(basophil)로 나뉘어져 있으며 이중에서 수적으로 단연 우세한 호중구가 자연면역에서 가장 중요한 역할이라고 할 수 있는 식균작용을 수행한다. 호산구는 주로 기생충 감염에 관여하고, 호염구는 호산구나 다른 백혈구의 기능을 보조하는 역할을 한다.

단핵구는 혈관을 따라 온몸을 순환하다가 혈관 밖으로 나와 조직에 들어가 성숙해지면 대식세포로 변한다. 대식세포는 평상시에는 자연 상태로 혈액 내에 존재하다가 미생물이 침입하거나 상처 부위의 혈관이 열리면 혈관 밖으로 나오면서 자연적으로 활성화된다. 호중구와 더불어 중요한 식균작용을 하는 세포로, 대식세포라는 이름에서 알 수 있듯이 식욕이 왕성하여 이들 손에 잡히면 살아남지 못한다.

그외 비만세포(mast cell)가 있는데, 평상시에는 비활성 상태로 미세 혈관 근처에 있다가 병원균이 침입하면 점막 표면을 보호하거나 알레르기 반응을 일으킨다.

림프구는 적응면역을 담당하는 핵심이라 할 수 있다. 특수 훈련을 받은 요원에 비유할 수 있는 T림프구와 B림프구가 인체 면역반응에서 중추적인 역할을 수행하기 때문이다. 외부에서 침입한 병원체와 맞서 싸우기 위해 'T림프구'는 흉선(Thymus)에서, 'B림프구'는 골수(Bone marrow)에서 훈련을 마친다. 이들의 이름은 소속 부대 이름에서 비롯된 것이라고 할 수 있다. 이들은 훈련을 다 마치면(성숙해지면) 혈관을 타고 순환하다가 우리 몸의 여러 말초림프계로 이동한다.

대표적인 말초 림프계로는 비장, 림프절, 점막림프조직(예 : 편도, 아데노이드, 충수돌기, 소장의 파이어 소절 Peyer's patches)이 있는데 외부에서 침입한 병원체를 근처의 대식세포나 수지상세포가 먼저 인식한 후 포획하여 일단 이곳으로 데리고 온다. 여기에서 특수처리를 거친 병원체의 일부 파편을 T림프구와 B림프가 인식한 후 항체라는 단백질이나 T림프구의 표면에 있는 세포수용체(T cell receptor, TCR)라는 항체와 비슷한 구조의 단백질을 만들어낸다. 이것을 계기로 T림프구와 B림프구는 수적으로 증가하고 자연면역으로 제거되지 않은 병원균을 해치운다.

시간적으로 볼 때 자연면역은 '속전속결' 형으로 병원체의 침입 후 바로 몇 시간 안에 일어난다. 자연면역에 가담하는 대식세포나 중성구는 진화과정을 거쳐오는 동안에 변하지 않은 미생물 표면의 공통된 구조를 인지하는 능력이 있다. 일단 적을 인지하면 이들은 곧바로 적의 표면에 달라붙어 잡아먹어 버리는데, 이것을 식작용(食作用)이라고 한다. 그리고 이 과정에서 분비되는 사이토카인은 주변 혈관을 확장시키고, 혈관벽을 느슨하게 하여 백혈구를 끌어당기고, 혈액을 주위로 새게 한다. 상처 부위가 붓고 빨개지며 통증이 생기는 것은 이 때문인데 흔히 말하는 염증이다.

인류가 수십억 년 동안 진화 과정을 거치면서 대를 이어 번창해 왔듯이 지구상에서 살아남기 위해 각고의 노력을 기울이며 바이러스와 세균 역시 진화하고 번창하였다. 급기야 이들은 호중구나 대식세포의 식작용을 피하기 위해 자신의 보호막 구조를 변형시키는 '위장술'을 터득하여 공략했다. 이러한 위장술 때문에 우리 인체는 비상 사태에 빠지곤 한다. 자연면역만으로 해결하기에는 역부족인 사태에 이른 것이다. 요즘 늘고 있는 항생제 내성이 여기에 속한다.

그러나 다행히 우리 몸의 T림프구와 B림프구는 태어나면서부터 엄청난 숫자의 단백질을 만들어내는 정보를 가지고 있다. 이 단백질의 기능은 변형된 세균들의 보호막 일부에 특이적으로 결합할 수 있는 구조를 만들어 그들이 바로 병원균이라는 걸 알아볼 수 있도록 표시하는 것이다. 이들 단백질이 위에서 말한 항체와 T세포 수용체이다.

실제 우리 몸은 모든 물질에 대하여 항체를 만들어 낼 수 있고 일단 항체가 형성되면 동일한 세균이 다시 침입해 와도 재감염되지 않는다. 왜냐하면 그 세균의 특징을 기억하는 T림프구와 B림프구가 우리 몸을 순환하면서 모니터하기 때문이다. 즉 한번의 실전 경험을 통해 강한 군인으로 재무장한 것이다. 이처럼 항체는 몸에서 미리 만들어지는 게 아니라 한 번이라도 병원체의 일부와 접촉한 후 형성된다.

항체를 형성할 수 있도록 하는 물질을 항원이라고 한다. 알레르기도 항원과 항체가 결합하여 생기는 반응의 일부라고 할 수 있다. 여기에서 문제가 되는 것은 그것이 불필요한 반응이라는 데 있다. 알레르기 반응을 일으키는 항원은 일반적으로 많은 사람에게 해를 끼치지 않는 물질이다. 또한 알레르기 반응에서 주된 작용을 하는 항체는 IgE이다. 항체는 T세포 수용체처럼 T림프구 표면에만 부착된 형태가 있는가 하면, B림프구는 IgA, IgM, IgD. IgE, IgG 등 여러 종류의 면역 글로불린을 만드는데 이중 IgE는 기생충 감염에 중요한 역할을 하는 항체로, 알레르기 반응을 통해 다량으로 만들어진다.

항원이 침입하면 이를 먼저 인식하는 것은 대식세포나 수지상세포 등이다. 인체 면역계에서 이들 세포들은 초병에 해당되며 이들은 항원을 인식하는 즉시, 포획하여 잘 처리해 T림프구와 B림프구에게 넘겨주는 역할을 맡고 있다.

T림프구와 B림프구는 훈련된 정예요원으로 볼 수 있는데, B림프구는 항원과 결합할 만한 항체를 만들어 우리 몸에 해로울 수 있는 항원을 현장에서 무력 진압한다. 그리고 다른 백혈구가 항원을 잘 잡아먹을 수 있도록 항원 표면을 특수 처리하는 임무까지 훌륭히 해낸다.

면역계에서 T림프구는 특수 요원으로 볼 수 있는데 그 활약상이 대단하다. T림프구는 수용체를 통해 항원을 인지하며 우리 몸의 세포 안으로 침입해 버린 세균의 일부를 잘 찾아낼 뿐만 아니라 항원에 감염된 세포를 즉시 죽이거나 사이토카인을 분비하는 '화학물질전'까지 벌인다. 이때 분비되는 사이토카인은 다른 백혈구가 왕성하게 식작용하도록 돕는 유인물로 그 성질에 따라 T림프구는 두 부류로 나눠진다. 인터페론 감마나 인터류킨-12가 주변에 많이 만들어지면 1형 T세포(Th1)로 분화한 것이며 인터류킨-4, 인터류킨-5, 인터류킨-13 등을 주로 분비하면 2형 T세포(Th2)로 분화한 것이다. 분화를 마친 1형 T세포는 식작용을 하는 대식세포를 강력하게 하며, 2형 T세포는 B임파구가 항체를 잘 형성하도록 돕는 기능을 한다.

류마티스 관절염과 같은 자가면역 질환은 관절에 있는 항원에 대해 1형 T세포가 염증을 유발하는 것으로 알려져 있으며, 알레르기와 과민반응은 2형 T세포를 활성화하는 항원들에 의해 비정상적으로 IgE가 많이 생겨서 일어난 것이다.

1) 비정상적인 면역반응에는 어떤 것들이 있나

① 알레르기와 과민반응

면역 세포들은 우리 몸에서 유해한 물질을 제거하는 인체의 방어 시스템이다. 그러나 때로는 무해한 물질에 대해서도 반응함으로써 인체에게 해로움을 안겨줄 때도 있는데, 이것이 바로 과민반응이다. 즉 남들에게는 아무런 반응도 일어나지 않는데 자신에게만 특징적인 증상이 생기는 것이다. 알레르기는 과민반응의 일종으로 산업화, 서구화와 더불어 증가 추세에 있다. 과민반응은 크게 네 가지로 구분된다.

㉮ I형 과민반응은 알레르기를 일으키는 원인 물질에 대해 즉각적으로 반응을 보이는 것으로, 보통 알레르기라고 하면 I형 과민반응을 가리킨다. 알레르기 반응을 일으키는 항원을 알레르겐(allergen)이라고 하고, 어떤 물질이든 알레르겐으로 작용할 수 있다. 일반적으로 많이 알려진 알레르겐은 꽃가루나 진드기배설물처럼 크기가 작고 잘 용해되며 건조한 단백질 입자인 경우가

많다.

IgE에 의한 알레르기 반응으로는 음식 알레르기나 천식, 알레르기 비염, 두드러기 등이 있다. 심한 경우에는 약물이나 뱀독에 의해 전신성 쇼크 등이 나타나기도 한다. I형 과민반응이 잘 나타나는 사람은 정상인에 비해 혈액의 IgE 양이 더 많은 것으로 알려져 있다. 처음 특정 알레르기에 노출되었을 때 그 알레르겐을 알아보는 IgE가 형성된다. 그후 같은 알레르겐에 다시 노출되면 면역계에서는 전에 기억해 둔 정보에 의해 IgE를 매우 빠르게 다량으로 만들어낸다. 그러면 점막조직에 있는 비만세포가 IgE와 결합하여 활성화되면서 일련의 염증 반응이 일어나는 것이다.

비만세포가 만들어내는 여러 가지 화학 물질들은 호산구나 2형 T세포를 포함한 다른 백혈구들을 집합시켜 염증이 만성으로 진행되도록 한다. 알레르기 임상 반응은 알레르겐과 IgE의 양, 알레르겐이 들어온 통로에 따라 다양하게 나타난다.

㉯ II형 과민반응은 항원이 세포나 조직 구성물에 부착되어 있는데, 이것을 IgG가 표적으로 삼아서 과민반응이 생기는 것이다. 페니실린과 같은 약제가 세포 표면에 달라붙어 이것에 대해 IgG가 만들어져 생기는 부작용이 여기에 속한다.

㉰ III형 과민반응은 항원이 떠돌아다니다가 항체와 응집하여 한 곳에 침착하는 현상이다. 이때의 항체 역시 대부분 IgG인데, 이러한 항원항체결합체에 백혈구 등이 달라붙어 염증이 일어나는 것이다. 혈청병이 여기에 속하는데, 약물 치료를 위해 사용한

이종 단백질이 다량으로 주입되어 일시적으로 항원항체복합체가 생기게 되면 Ⅲ형 과민반응이 일어난다. 하지만 이것은 자연 치유되는 질병이다.

㈑ Ⅳ형 과민반응은 지연형 과민반응이라고도 한다. Ⅰ형이 몇 분에서 몇 시간 후에 생기는 것과 달리 며칠이 지나서 나타나기 때문에 붙은 이름이다. 이 반응은 항체 대신 1형 T 임파구가 주도적으로 관여하는 염증 반응이다.

결핵 검사를 할 때 이용되는 튜베르쿨린 검사는 Ⅳ형 과민반응을 이용한 것이다. 결핵균에서 얻은 소량의 단백질을 피하로 주사하는데 이미 결핵균에 감수된 사람이라면 24~72시간 안에 T임파구가 몰려들어 국소 염증 반응을 일으킨다. 금속 물질에 의한 발적이나 접촉성 피부염도 Ⅳ형 과민반응에 속한다.

② 자가면역

과민반응이 무해한 항원에 대한 인체의 지나친 면역반응이라고 한다면, 자가면역은 우리 몸의 일부 조직에 대한 면역반응이다.

면역반응에는 중요한 두 가지 특징이 있다.

첫째, 한 번이라도 인체에 침입한 항원에 대해서는 기억한다는 것이고, 둘째는 자신과 남을 구분한다는 것이다.

우리 몸은 원래 자기 조직에 대해서는 관용을 갖게 되어 있다. 이것은 면역 세포들이 '자기 조직은 자기편'이라는 내용을 교육받았기 때문이다. 그러나 자기 몸, 즉 자가 항원에 대해 면역세포가 반응하면 조직에 손상을 입힌다. 자가면역 질환의 기전은 과민반응 중 I형을 제외한 나머지와 동일하다.

대표적인 질환으로는 중증 근무력증과 류마티스 관절염이 있다. 중증 근무력증의 경우 근육과 신경 사이에 있는 수용체를 항원으로 인식하여 이에 대항하는 자가항체가 생긴 것이며, 류마티스 관절염은 관절 안의 조직액에 있는 미지의 항원에 대해 항체가 형성된 것이다.

2) 항원은 우리 몸을 해치는 적군이다

항원이란 인체가 항상성을 유지하기 위해서 자신에게 해롭다고 판단하는 물질을 의미한다. 항원은 사람에 따라서 매우 다양하다. 즉 어떤 사람에게는 우유가 몸에 좋은 음식이지만, 어떤 사람에게는 알레르기를 일으키는 항원, 즉 독소로 작용하기도 한다. 이처럼 항원은 개개인의 특성에 따라서 다르다. 특히 알레르기와 아토피의 경우 이러한 항원이 환자마다 다양하고, 어떤 한 가지라고 규정지을 수도 없다.

또한 면역계의 혼돈으로 인해 자신에게 유익한 물질이지만 적군, 즉 항원으로 인식해 알레르기 면역반응을 일으키는 경우도 있다. 여기서는 항원의 인식 문제에 대해 중점적으로 살펴보기로 하겠다.

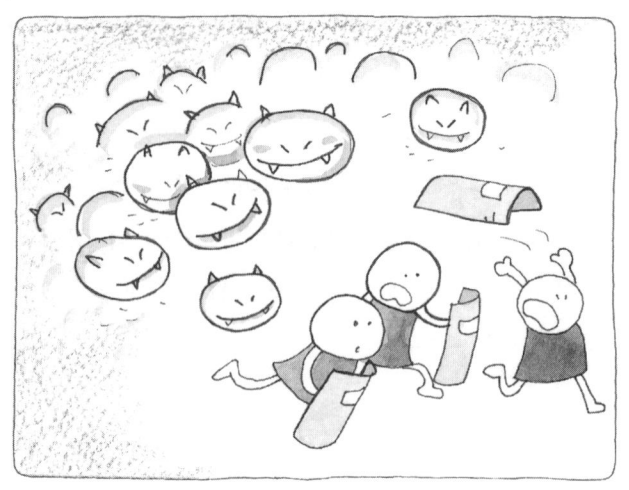

군대에서 초병은 제일 앞에서 적군의 상황을 관찰하여 아군에게 정보를 전달해 주는 역할을 한다. 즉 선발대 같은 역할이다. 그런데 초병이 적군의 상태를 정확하게 판단하지 못하거나, 잘못된 정보를 아군의 사령부에 전달하게 되면 매우 어려운 상황을 맞이하게 된다.

초병이 제 역할을 정확히 수행하기 위해서는 두 가지 능력이 요구된다. 첫째, 아군과 적군을 정확하게 구별할 줄 아는 식별력이 있어야 하고, 둘째 적군의 동태를 정확히 판단할 줄 아는 상황판단력이 있어야 한다. 적군이 어떤 모습으로 움직이며 어떤 무기로 무장하고 침입했는지 정확히 판단하여 아군 사령부에 전달해야 한다. 이것만으로도 전쟁을 승리로 이끌 수 있다.

마찬가지로 인체의 면역계에서 항원을 정확하게 인식하기 위해서는 몸 안의 항원을 적절하게 배출해야 하며 초병 역할을 하는 면역세포의 항원 인식 능력을 향상시켜야 한다. 왜냐하면 적군(항원)이 너무 많으면 아군이 아무리 정확하게 전술과 전략을 세운다고 하여도 '중과부적(重過不適)'이기 때문이다. 다시 말해 전쟁에서 이길 수 없다.

3) 면역체계의 이해를 위한 가상 시나리오

알레르기는 왜 생길까? 그리고 면역반응은 왜 일어날까?
이 물음은 아토피 피부염에 대해 알기 위한 초보 질문이지만, 어쩌면 가장 핵심적인 질문이기도 하다.
면역반응은 인체가 자신을 방어하기 위해 항원이라는 적과 싸움을 벌이는 것이다. 알레르기가 생기는 이유는 면역반응에 비상사태가 일어났기 때문이다. 알레르기는 체질의 변화로 생기는 것이 아니라 면역계의 혼란스러운 상황이 고착되면서 발생하는 것이다. 주변 환경, 스트레스, 유전적 소인 등 여러 좋지 않은 상황 때문에 면역계가 혼란에 빠지면서 나타나는 현상이다. 즉 여러 항원이 면역계를 압박해서 생긴 면역계의 언밸런스라고 할 수 있다. 이것은 여러 번 반복적으로 강조한 내용이다.
어느 날 무슨 이유에선지 가려움증이 시작되었다. 의학적으로 풀이하자면 인체 내부에서 항원과의 면역반응이 진행되고 있는 것이다. 어떤 이는 어려서부터 지금까지, 혹은 생리를 시작하면서부터 시작되었고, 다른 이는 과도한 스트레스를 받고 나서부터 시작되었다. 이렇듯 각각 사연은 달라도 공통적으로 가려움증에서 시작한다.

그리고 어느 날 갑자기 아토피가 생겼다면 대개 뭔가를 먹고 나서부터이다.

"3일 전에 돼지고기(소고기·닭고기)를 먹었는데, 그 뒤로…" 혹은 "피로 회복에 좋다는 건강보조 식품을 먹고 나서부터…" 등 특정 음식을 먹고 난 후 가렵기 시작했다는 경우가 가장 많다.

이런 환자들이 병원을 찾아와서 묻는 질문도 비슷하다.

"저의 체질이 바뀐 건가요?"

사람들은 궁금할 수밖에 없다. 예전에는 닭고기를 먹어도 아무 문제가 없었는데, 바로 며칠 전에 닭고기를 먹고 난 후부터 가려움증이 시작되었기 때문이다.

과연 이 사람의 체질이 바뀌어서일까?

'건강한 면역'은 우리 몸이 평화로운 시대를 구가하고 있다는 뜻이다. 인체의 면역반응을 자각하는 것은 분명 전시(戰時)와 같은 비상 시국이 도래한 것을 의미한다.

과거 우리 국민은 정치적으로 비상 시국을 심심찮게 겪었다. 비상 시국이 닥치면 국민들은 생업에 종사하며 일상을 유지하는 데 혼란을 겪을 수밖에 없다. 슈퍼마켓의 생필품이 바닥나고, 라면 값이 쌀값만큼 치솟기도 한다.

인체 방어시스템인 면역계도 마찬가지다.

"알레르기(아토피 피부염)가 생겼다는데, 체질이 바뀌어서 생긴 겁니까?"

이러한 궁금증은 면역계를 제대로 이해하면 풀릴 수 있다. 우리가 인체의 면역계를 알게 되면 알레르기나 아토피 피부염 현상을 제대로 이해할 수 있고, 지금 우리 몸에서 어떤 일이 진행되는지 알 수 있다. 따라서 치료도 훨씬 용이하다.

일부에서는 알레르기나 아토피 피부염을 불치병으로 표현하는 경우도 있는데, 이것은 성급한 판단이다. 우리 몸 어디에서 어떤 원인으로 이런 증상이 생겼는지 따져본다면 결코 불치의 병이라고까지 할 수 없다는 것을 알게 된다.

잠시 과거 우리가 겪은 비상시국 상황을 돌이켜보자. 비상 시국이 되면 사회 전체가 변화한다. 대학교 정문 앞에서는 등교하는 학생들의 책가방이나 호주머니를 검문하여 불온 서적이나 유인물이 있는지 수색한다. 따라서 대학생들은 집을 나서기 전에 미리 자기 소지품을 점검해 보곤 했다. 친구들과 술자리에서 대화를 나눌 때도 주위를 살피고, 전화할 때도 직설적인 표현보다는 은유적인 표현을 쓴다. 이런 저런 불편이 하도 많아서 조금 과장해서 말하면 숨쉬는 것조차 신경이 쓰일 정도였다.

이처럼 면역계에 비상이 생기면 우리는 먹는 것, 입는 것, 말하는 것은 물론 숨쉬는 것까지 신경쓰지 않으면 안 되는 상황에 직면 한다.

어느 날 내게 '그 사건'이 생겼다. 숨막힐 정도로 불편한 비상시국을 잘 견디며 생활하던 내가 술을 마시다가 그만 말 실수를 하고 말았다. 그런데 시절이 수상하니 누군가 내 말을 듣고 '기관'에 신고해 버린 것이다.

그리하여 나는 얼마 후 어디론가 끌려가 심문을 받는다.

"누구랑 만났어?"

"네가 속한 조직이 뭐야"

"네 부모는 누구고 고향은 어디지? 과거에도 이런 적이 있었어?"

잠조차 재우지 않고 몇날 며칠을 심문하고 취조하니 나는 결국 실신하고 만다.

내가 살던 자취방은 이미 수색을 당한 뒤다. 평소 내가 어떤 책을 읽는지 파악된 모양이다. 내 방 책꽂이에는 평소 관심은 있지만 끝까지 읽지 못한 실존주의에 관한 책 몇 권이 꽂혀 있었다. 나는 진실만을 이야기했을 뿐인데 그들은 믿으려 하지 않았다.

나는 그냥 평범한 모범생이었을 뿐이다. 단지 장시간 지속되는 답답한 현실에 대한 스트레스를 참지 못하고 그만 술자리에서 푸념 같은 말을 내뱉었을 뿐이다.

그러나 심문자는 좀처럼 내 말을 믿으려 하지 않는다.

결국 나는 심문관이 미리 작성한 진술서에 아무런 저항 없이(?) 서명을 하고야 만다. 그리고 서명한 다음 나는 혼란에 빠졌다. 과연 어디에서부터 무엇이 문제였는지 나 자신도 혼란스러워진 것이다. 어쩌면 정말로 서명한 문서의 내용처럼 내가 정말 그렇게 한 것일지도 모른다는 생각까지 들었다.

내가 진술서에 서명한 이후 나와 교분이 있었던, 아니 조금이라도 안면이 있었던 친구들이 나와 비슷한 고초를 겪어야 했다.

이제 그런 시대는 가고, '평화로운 시대'를 살고 있다. 하지만 나는 지금도 가끔 나도 모르게 움찔할 때가 있다. 술을 마실 때나 말을 할 때 주위를 살피곤 한다. 남들은 이해하지 못하는 행동을 하는 것이다.

이런 행동이 언제쯤 없어질지 나도 알 수 없다. 하지만 시간이 약이라지 않던가. 시간의 풍화작용으로 조금씩 잊혀져 가고 있다는 것을 어렴풋이 느낄 뿐이다.

사실 이 글은 알레르기 아토피 피부염을 면역학적으로 이해하는 데 도움이 될까 해서 100퍼센트 내가 지어낸 이야기다.

이 픽션을 통해 알레르기 아토피 피부염이 면역질환이라는 것을 이해할 수 있기를 바란다. 또한 면역반응을 일으키는 매개체가 항원이며, 무엇이 항원으로 작용하는지 생각해야 한다. 그래야 이 픽션이 의미 있다.

비상시국에서는 우리의 삶 자체, 즉 생활의 모든 면이 항원이 될 수 있다. 항원이 어느 한 가지에 국한된 것이 아닌, 전체적인 상황과 맞물려 있어서 무엇이 원인이라고 딱 꼬집어 말할 수 없기 때문이다. 그렇지만 구체적인 촉발 상황, 유발인자는 분명히 있고, 그 촉발 인자를 우리 면역계에서는 언젠가 기억하여 접수해 두었다. 하지만 어느 누구도 언제 왜 그리 되었는지 모른다. 원인을 정확하게 규명해 낸 사람이 아직까지 없다.

바로 이것이 알레르기 아토피를 연구하는데 가장 큰 어려움이다. 분명하게 원인 인자, 촉발인자가 있을 텐데, 그게 뭔지 도무지 알 수 없다. 무조건 인체 면역계가 비상시국에 들어갔다는 게 전제조건일 뿐이다. 치료 방법을 정하기도 쉽지 않다.

그래서 내가 택한 치료법은 일단 그 항원을 피해보자는 것이다. 항원을 '바로 이것'이라고 정할 수 없다면, 우선 혐의가 갈 만한 항원을 피하는 게 치료법이 될 수 있다는 생각에서다. 환자의 진료를 맡고 있는 의사로서 고육책인 한편 최선의 선택이다.

이처럼 의심이 가는 항원에 대해서는 우선 피하고 보는 게 치료의 한 방법일 수 있다. 손자병법에서도 내가 힘이 약할 때에는 36계 줄행랑도 훌륭한 방법이라고 하지 않았던가.

또한 앞의 이야기를 보면 알레르기 아토피 피부염이 유전적인 경향이 있다는 것도 알 수 있다. 이야기의 주인공은 어느 정도 기질적으로 현실의 모순과 부조리에 대해 반항의식이 있었다. 주인공에게 당시의 상황을 끝까지 참아내지 못하는 기질이 있었기 때문에 사건이 일어난 것이기도 하다. 하지만 여기서 주의할 점이 있다. 당시 비판적인 기질이 있거나 이념서적을 읽은 사람은 비단 주인공만이 아니다. 그러한 상황에서는 누구나 그런 생활을 할 수 밖에 없는데 단지 주인공만이 밖으로 표출되었던 것이다.

　이와 비슷하게 알레르기 아토피 피부염에도 유전적인 경향이 있다. 하지만 비상시국과 같은 시대상황, 즉 인체가 비상체제가 아니었다면 결코 그런 일은 일어나지 않을 것이다. 그리고 만약 평화로운 시대였다면 그런 상황이나 그보다 더 심한 욕설과 비판을 하더라도 크게 문제되지 않았을 것이다.

　이야기의 주인공은 결국 거짓 진술을 하고 만다. 이 부분은 알레르기 아토피 피부염이 심해지면 인체의 방어 시스템이 매우 혼란스러워져 정상적인 분별능력을 상실한다는 비유이다. 그래서 아무런 자극이 없는 상황에서도 아토피 환자는 매우 심각한 증상을 나타낼 수도 있다. 환자나 치료를 담당하는 의사마저도 무엇이 항원인지 정확하게 분별하지 못하는 상황이 벌어진 것이다. 그래서 일부에서는 알레르기 테스트를 하기도 한다. 만약 면역학적으로 혼돈이 심한 상황이라면 이 테스트 역시 혼돈스럽게 나타날 수 있음을 염두에 두어야 할 것이다.

　픽션의 주인공은 진실이 규명되기 전까지 수없이 많은 밤을 번뇌하며 잠을 이루지 못했다. 진실이 규명된 후에야 비로소 무엇이 문제였고, 어디서부터 잘못되었는가를 본인은 물론 주위 사람들 역시 정확하게 이해할 수 있었다.

　그러나 진실이 규명되기까지는 많은 시간이 필요하였다. 만일 평화로운 시대가 좀더 일찍 도래하여 진실이 좀더 빨리 규명되었다면, 여러 사람들을 고통스럽게 했던 시간이 단축되었을 것이다.

진실을 규명하기 위한 여러 조치들이 취해졌는데, 때로는 이런 조치들이 오히려 주인공을 난처하게 만들기도 했다는 것을 기억해야 한다.

이와 같이 알레르기 아토피 피부염 등은 항원의 문제를 판단하기 매우 어려운 것이 현실이다. 특히 아토피 피부염의 경우 매우 복잡하여 원인을 규명하기까지는 생활하면서 자극이 될 만한 요소들을 모두 조심해야 한다. 면역학적으로 진실이 어느 정도 규명된 후에는 자연스럽게 하나씩하나씩 치료 방법을 찾을 수 있을 것이다.

그런 다음 픽션의 주인공처럼 시발점이 된 술과 말 실수를 조심할 것이다. 물론 하루 아침에 사라질 수는 없지만 조금 더 신중하게 처신한다면 언젠가는 고쳐지리라 확신한다.

제2부

아토피 피부염의 모든 것

아토피는 선진국 질병?

아토피 피부염을 앓고 있는 사람은 상당히 많다. 5~10퍼센트의 어린이가 이 질환 때문에 고통을 받고 있다고 한다. 증상이 나타나는 시기는 대체로 생후 2~6개월 사이로 1세 미만에서 가장 많이 나타나고, 전체 어린이 아토피 환자의 85퍼센트가 만 5세 안에 나타난다.

어린이 환자의 50퍼센트는 두 돌 이내에 없어지지만, 25퍼센트는 청소년기까지 지속되고, 나머지 25퍼센트는 성인이 되어도 낫지 않는다.

정확한 자료와 수치가 없지만 아토피 환자 수는 날이 갈수록 급속도로 증가하는 추세다. 초등학교나 중·고등학교의 경우 보통 한 반에 2~4명 꼴로 아토피 환자가 있다고 하니 그 수를 가늠할 수 있다. 일본의 경우 1천만 명에 육박하고, 우리는 2백만~3백만 명에 달하는 것으로 추정된다.

　아토피 피부염 환자들이 늘어나는 것은 환경오염과 약물 남용 등으로 인한 면역체계의 혼돈 때문이라고 할 수 있다. 일본의 한 저명한 피부과 전문의는 아토피를 공해병의 일종으로 보고 접근하여 높은 치료율을 올리고 있다고도 한다. 한방 역시 아토피 피부염을 공해병의 일종으로 파악해 독을 없애주는 치료와 인체의 면역력을 높여주는 '면역조절' 요법을 병행해야 효과를 볼 수 있다는 입장이다.

　아토피 환자의 증가는 질병의 변천사를 통해서도 알 수 있다. 알레르기와 관련이 깊은 아토피 피부염은 후진국에서는 잘 나타나지 않는, 이른바 선진국형 '문명병'이라고 할 수 있다. 통계적으로 후진국에서는 아토피 피부염 환자가 거의 없는 것으로 알려져 있다.

　한번은 베이징에서 연수를 받은 적이 있었는데, 그때 가만히 살펴보니 베이징에서는 거의 아토피 피부염 환자를 찾아볼 수 없었다. 물론 지역적인 차이가 있긴 했다. 홍콩이나 상하이 같은 국제적인 도시에는 아토피 환자가 꽤 많은 반면에 베이징에는 바이러스나, 진균, 세균 등에 의한 감염성 피부 질환자가 많았다. 그러나 이웃 나라인 일본의 경우 아토피 피부염이 사회 문제화될 정도이다.

　우리 나라의 경우도 예외는 아니다. 태열은 과거에는 자라면서 자연히 없어지는 것으로 인식하였는데 어느 때부터인가 오히려 시간이 지날수록 더 심해지는 난치성 질환이 되어 버렸다. 이제 태열은 만성적이고 재발이 잘 되는, 유아의 10~15퍼센트가 걸리는 대

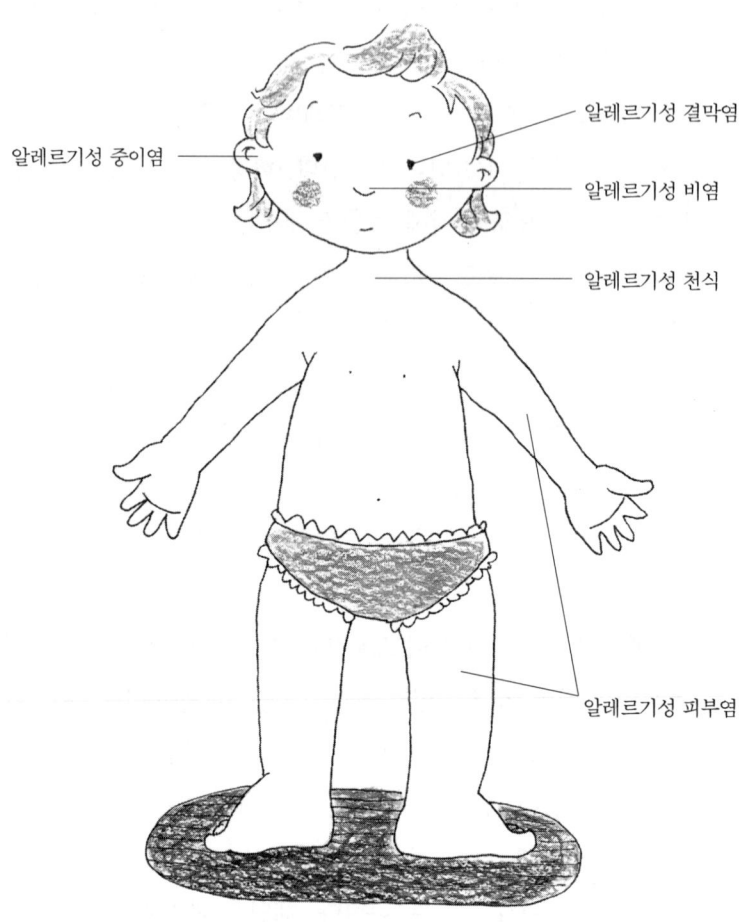

표적인 유아 피부 질환인 것이다.

또 알레르기학회의 통계에 따르면 최근 우리 어린이들의 50퍼센트가 알레르기성 비염, 천식, 결막염, 중이염, 아토피 피부염 등을 앓는 것으로 조사되었다. 이와 같은 알레르기 질환은 계속 증가하는 추세이다.

도대체 왜 이런 결과가 나오게 되었을까?

이 모든 현상은 우리의 환경과 식생활 및 의료 문화의 변화와 무관하지 않다. 이러한 변화들로 인해 면역체계의 균형이 깨지게 되면서 알레르기와 아토피 질환이 증가하게 된 것이다. 제2부에서는 아토피 피부염에 대해 꼭 알아야 할 모든 문제들을 자세히 다루어보기로 하겠다. 적을 알고 나를 알면 백전백승이라고 하지 않았던가.

1. '세 살 버릇 여든까지 간다'에 담긴 면역학적 의미

나는 인체의 면역체계 변화에 대해 다음과 같은 가설을 설정해 보았다.

사람은 태어나서 얼마간 어머니의 면역체계를 그대로 지니고 살아간다. 최소한 생후 1백 일 정도까지는 어머니의 면역 물질을 이어받아서 생활하는데, 임신중에는 태반을 통해 IgG가 전달되고, 태어나서는 모유를 통해 어머니의 면역 물질을 전달받는다. 이렇게 어머니로부터 받은 IgG는 3개월 정도 지나면 소모되고, 그 이후에는 유아 스스로 IgG를 만들 수 있게 된다. 그리고 돌이 되면서 어른과 유사한 면역반응을 할 수 있게 되는 것이다. 이와 같이 사람은 태어나서는 어머니의 면역계를 통해 자신을 보호하고, 성인의 면역반응과 같은 면역체계를 갖추기 전에는 특이면역을 중심으로 성장해 나간다.

한의학에서는 세 살이 되어야 인간의 기본적인 틀이 만들어진다고 말한다. 이 말은 세 살이 되면 신체적으로 기초공사가 완료되고, 정신적으로 기본적인 성격이 완성된다는 의미다. 그래서 우리 속담에 '세 살 버릇 여든 간다'는 말이 있는 것이다. 한방에서는 인간의 심리적, 정서적인 성향이 오장육부의 강약에 따라서 나타난다고 말한다. 그러므로 세 살이 되면 육체적으로, 즉 오장육부가 어느 정도 틀을 갖추었다고 판단하고, 사람 각각의 특성도 이때부터 나타난다고 보는 것이다.

어린아이들의 예방접종 시기도 바로 세 살 이전에 이루어진다. 여기서 말하는 예방접종은 수두, 홍역, 마마, 볼거리, 소아마비, 성홍열 등 세균이나 바이러스 같은 미생물이라는 외래 항원에 대한 면역 학습이다. 이런 병치레를 통해 아이들은 외래 항원에 대항해 특이면역을 작동시키는 학습을 하는 것이다.

이것은 면역학적으로 매우 중요한 의미가 있다. 세 살 이전에는 인체의 특이 면역이 아직 발달하지 않은 단계라 외래 항원이 침입해 올 경우 초기에는 자연면역을 중심으로 대항하면서 온몸으로 싸우지만 역부족일 수밖에 없다. 힘이 부족하게 되면 인체는 마침내 특이면역을 작동시킨다. 이렇게 인체는 특이면역을 키워나가는 과정을 통해 여러 바이러스에 대해서 기억할 수 있게 된다. 그리고 이 과정을 통해 인체는 나중에 바이러스나 세균 등의 외래 항원이 들어오면 스스로 방어해 낼 수 있게 되는 것이다. 이렇게 되면 인체의 면역체계는 자연면역을 바탕으로 특이면역이 도와주는 방어체계를 형성하게 된다.

그런데 현대에 들어서 각종 예방접종이 생기고 위생환경이 개선되면서, 외부의 도움을 통해 간접적으로 면역반응을 학습하게 되었다. 이렇게 자연면역에 대한 학습 기회가 적어짐에 따라 자연면역반응이 약화되는 한편, 상대적으로 특이면역은 세력이 강해질 수밖에 없게 돼 인체를 매우 민감한 상태로 만든다.

아이들은 아직 면역계가 미완성된 상태이므로 감기 등에 잘 걸릴 수밖에 없다. 따라서 항원을 스스로 이겨나갈 수 있도록 자연면역을 길러줘야 된다. 예전에는 약을 사용하지 않아도 감기에 시달리던 아이들은 자라서 어느 정도 자연면역이 길러지고 늘 달고 다니던 감기에서 벗어났다. 한방에서 아이들이 앓는 겨울 감기를 중하게 생각하지 않고 오랫동안 약을 쓰지 않는 것도 이 때문이다.

또한 과거에는 종기 같은 세균이나 바이러스에 의한 피부질환이 매우 흔하였다. 나 역시 어렸을 때 여름철에는 늘 세균 등에 의한 종기를 달고 살았다. 지금과 달리 그때는 마이신 같은 항생제 한 번 사용하지 않았어도 찬바람이 불면 감쪽같이 없어지곤 했다. 어린아이들은 계절에 따른 감기와 종기 같은 세균과 바이러스에 의한 질환을 겪을 수밖에 없다. 아직 자연면역의 힘이 약한 상태이고 특이면역도 미숙한 상태이기 때문이다.

하지만 열 살 정도가 되면 상황은 달라진다. 잔병치레가 적어지고 웬만해서는 앓지 않는다. 한방에서는 열 살이면 혈기가 완성되어 성인의 반열에 올려놓는 시기로 본다. 바로 이 시기는 자연면역과 특이면역의 균형이 이루어져 건강한 면역체계가 이룩되는 시점인 것이다.

2. 알레르기와 면역반응의 같은 점과 다른 점

우리가 일상적으로 사용하는 '알레르기'란 말도 면역반응과 관계가 깊다. 한마디로 알레르기란 면역반응이 과도하게 일어나 병적인 증상을 유발하는 경우를 말한다. 다시 말해 어떤 외부 물질 또는 자극에 대해 인체의 면역시스템이 필요 이상으로 과민반응을 일으키는 것이다.

여기서 알레르기와 면역반응은 약간의 차이가 있다. 어떤 물질과 접촉을 반복하면서 보이는 반응에 따라 면역과 알레르기는 구별된다. 면역은 두 번째 접촉부터는 기능적인 균형을 유지하며 적절하게 반응하는 데 반해, 알레르기는 접촉이 반복될수록 점점 더 민감해진다.

그러나 대체로 알레르기와 면역반응은 서로 자유롭게 확대 해석해서 사용하기 때문에 굳이 엄격하게 가릴 필요는 없다. 아무튼 인체를 보호하는 방어 작용이 면역반응이라면, 알레르기 반응은 면역반응 과정에서 인체의 조직을 손상시키면서까지 과민하게 대응하는 것을 말한다는 점에 유의하자.

면역반응은 건강한 사람일수록 더 강하게 나타난다. 건강한 사람은 몸 속에 유해한 물질이 들어오는 즉시 즉각적으로 신호를 보내기 때문이다. 알레르기 질환은 전반적으로 증상이 나타나는 부위에 따라 이름이 붙여진다. 예컨대 코에 이상이 생기면 알레르기성 비염, 눈이 가렵고 충혈되면 알레르기성 결막염, 기침·쌕쌕거림·호흡곤란 등이 유발되면 기관지 천식, 특정 부위의 피부가 가렵고 빨갛게 부풀어오르면 알레르기성 피부염이다.

알레르기 질환은 선천적인 성향이 강하다. 부모 모두 알레르기 체질이면 자녀가 알레르기 체질일 확률이 70퍼센트나 되고, 부모 중 한 사람이 알레르기 체질이면 유전 확률이 60퍼센트에 이른다.

이밖에 음식과 환경오염, 약물, 꽃가루, 곰팡이 등 후천적인 원인도 크게 작용한다. 실제로 최근에는 각종 공해가 심해져서 단순 감기처럼 보이는 알레르기 증상을 호소하는 환자도 늘고 있으므로 주의가 필요하다. 가장 많은 부분을 차지하는 것이 집먼지 진드기와 꽃가루다.

그렇다면 왜 인체는 변화에 대해 편안하게 대응하지 않고 예민하게 반응하는 것일까?

알레르기의 어원은 '이상한' 이라는 의미의 그리스어에서 유래한다. 즉 특별한 원인이 없는데 매우 예민하게, 혹은 너무나 이상한 반응을 나타내는 현상을 말한다.

알레르기 반응은 인체에 존재하는 면역단백질의 변화로 나타난다. 즉 외부에서 유입되는 어떤 단백질이 몸에 해로울 경우 즉각적으로 면역시스템이 작동해서 그 단백질을 제거하려고 한다.

위와 같이 면역반응을 일으키는 단백을 '이종(異種) 단백' 또는 항원이라고 말한다. 이종단백은 소화기관에서 알맞게 분해되지 못할 경우 체내에 흡수되어 항원으로 작용한다. 특히 소아들은 소화기관이 발달하지 못한 상태라 단백질을 자신의 몸 상태에 맞게 충분히 분해시키지 못하기 때문에 체내에서 이종단백, 즉 항원으로 작용하는 경우가 많다. 그래서 소아의 경우 음식을 통한 알레르기가 많은 것이다.

그런데 당혹스러운 사실은 이러한 이종단백이 사람마다 각각 다르다는 점이다. 즉 어떤 사람에게는 면역반응을 일으키는데 다른 사람에게는 아무 이상이 생기지 않는다. 예를 들어 우유를 먹어도 아무렇지도 않은 아이가 있는 반면, 똑같은 우유를 다른 아이가 먹었을 때는 알레르기 반응을 일으키는 경우다. 전자의 경우에는 우유에 포함되어 있는 단백이 이종단백으로 인식되지 않았기 때문이고, 후자는 이종 단백으로 인식되어 알레르기 반응을 일으킨 것이다. 그러니 참으로 '이상한 반응'이다.

이와 같은 현상을 보면 이종단백의 경향성을 한방적 체질이라는 관점에서 다시 바라볼 필요가 있겠다.

3. 건강 상태를 알려주는 전광판, 피부

피부를 보면 그 사람의 건강 상태를 어느 정도 파악할 수 있다. 건강한 피부란 피부의 색이 좋고 가려움증 등 불편한 증상이 없으며, 딱딱해지거나 튀어나오는 등 질감 이상이 없는 상태를 말한다.

가령 신진대사를 맡고 있는 간의 기능이 떨어지면 피부가 검게 변하며 가려움증을 동반한다. 건강하던 사람이 6개월 전부터 몸통을 중심으로 작은 점이 갑자기 나타났다면 소화기 계통의 암을 의심해 볼 필요가 있다. 또 당뇨병이 있으면 피부가 건조해져 가렵고 특히 발바닥이 많이 갈라진다. 피로하거나 스트레스가 쌓일 때 가장 민감한 반응을 보이는 곳도 피부이다. 심신의 스트레스가 호르몬 균형을 깨뜨리기 때문이다. 이렇듯 피부는 건강 상태를 바로 알려주는 전광판이라고 할 수 있다.

한방에서 말하는 경락(經絡)과 경혈(經穴)이 있는 곳도 바로 피부다. 경락은 인체의 내부 장기와 외부 환경을 연결해 주고, 내부 장기의 문제를 경락을 통해 외부로 알려주는 역할을 한다. 따라서 인체의 내부에 문제가 생겼을 경우에는 피부에 있는 경락을 통해 나타나게 되는 것이다. 그러므로 경락은 오장육부(간, 심, 비, 폐, 신, 위, 담, 소장, 방광, 대장 등)의 기능과 성격이 피부에 드러나는 선으로 표현 할 수 있다. 경혈은 그 역할과 성격들이 나타나는 중요지점들이다. 곧 경혈들의 연결선이 경락이 되는 것이다.

피부는 우리 몸의 최외곽에 위치하여 인체를 일차적으로 방어하는 기관이다. 단일 기관으로는 가장 면적이 넓고, 외부의 유해 환경으로부터 인체를 보호하는 가장 일차적인 면역 기관이다. 상피조직의 가장 위층인 각질층 피부에는 세균층이라는 장벽이 있어서 외부에서 유입될 수 있는 세균, 박테리아, 바이러스 등의 침입을 막아주는 역할을 한다.

또한 피부는 호흡을 하는 기관이다. 인체의 호흡은 주로 폐를 통해 이뤄지지만 피부 호흡 역시 매우 중요하다. 호흡은 교환과 대사를 의미하는데, 사람은 폐호흡을 통해 가스를 교환하고 피부 호흡을 통해 인체의 열에너지 대사를 교환한다. 즉 인체가 더울 때는 땀을 배출하여 체온을 내려주고, 추울 때는 땀구멍을 막아서 인체의 체온이 밖으로 나가지 않도록 조절해 준다.

한방에서는 호흡을 물질과 기운(氣運)이 들고 나는 작용으로 파악한다. 피부, 눈, 귀, 입, 항문, 코, 생식기 등 인체에서 외부와 연결이 되는 곳은 모두 호흡을 하는 기관이다.

임상적으로 알레르기성 피부염은 호흡을 하는 기관에서 주로 나타난다. 피부 호흡이 되지 않아서 피부에 가려움증이 생기거나, 알레르기 비염·알레르기 중이염·결막염·알레르기 천식이 생기며, 항문에서는 변비나 설사를 자주 일으키는 것을 알 수 있다.

그런데 가만히 살펴보면 피부, 코, 항문 등의 부위들은 외부에서 미생물이나 독소들이 직접 인체의 내부로 들어올 수 있는 관문들임을 알 수 있다. 따라서 외부의 이물질들이 침입해 오는 일차 관문인 이들 부위에서 민감한 반응을 보이는 것이다.

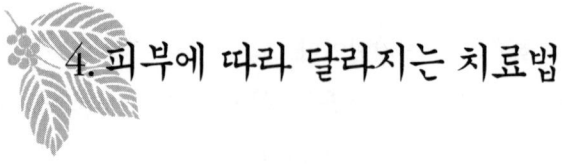
4. 피부에 따라 달라지는 치료법

한방에서 피부라고 할 때는 스킨(skin)과 페트(fat, 지방)를 포함하는 경우가 많다. 이를 일반적으로 기육(肌肉)과 피모(皮毛)라고 하는데 이는 피부의 두터움과 얇음(厚薄)을 말하는 것으로 근육과 뼈가 굵은 사람은 피부가 두껍고, 살집이 많은 사람은 피부가 얇다고 말한다. 그래서 남자의 피부는 두껍고 거칠며, 여자의 피부는 부드럽고 얇은 것이다.

피부에 열이 나거나 피부 질환이 있는 경우 피부의 후박에 따라 치료 방법이 달라진다. 즉, 피부에 열이 있을 경우 피부가 두꺼운 사람에게는 피부를 서늘하게 해주는 방법을 쓰고, 피부가 얇은 경우에는 피부의 문을 여는 방법, 즉 땀을 내도록 만들어 피부의 열을 해소하는 방법을 쓴다.

정상적인 상황일 경우 피부가 두꺼운 사람은 땀을 잘 흘리지 않고, 피부가 얇은 사람은 평소 땀을 많이 흘리는 편에 속한다. 또 외부로부터 나쁜 세균이 침입하는 정도도 다른데, 피부가 두꺼운 사람은 침입이 어렵기 때문에 감기에 잘 걸리지 않고, 피부가 얇은 사람은 감기에 잘 걸리는 경향이 있다.

온도 변화에 적응하는 데에도 차이가 있다. 피부가 두꺼운 사람은 더위를 잘 참는 반면[皮熱], 추위를 참지 못하는 경향이 있고[裏寒], 피부가 얇은 사람은 추위는 견뎌내지만[皮寒] 더위는 참지 못하는 경향이 있다[裏熱]. 아토피 피부염 치료에 앞서 피부가 따뜻해지는 원인이 어디에 있는지 먼저 알아야 하는 이유가 바로 여기 있다. 왜냐하면 피부 조건에 따라서 치료법이 달라지기 때문이다.

겨울철에 아토피 피부염이 심해지는 경우가 있는가 하면 여름철에 심해지는 경우도 있다. 피부가 두꺼운 사람은 전자에 속하고, 피부가 얇은 사람은 후자에 속한다. 겨울철에 심해지는 경우는 평소 피부에 열이 있는데 가을과 겨울의 건조한 환경에 적응하지 못하여 피부 각질이 더 많이 생겨 그 열을 방출하지 못해서이다. 또 여름철에 심해지는 경우는 땀을 통해 열을 배출해야 몸 안의 오장육부에 있는 열이 밖으로 해소되는데, 그 작용이 원활하게 이루어지지 않기 때문이다.

이처럼 아토피 피부염은 단순히 피부만의 문제거나 오장육부만의 문제도 아니기 때문에 치료가 까다로운 것이다.

한방에서는 이런 경우를 외감(外感, 감기)과 내상(內傷, 음식상)이라고 표현한다. 즉, 외부로부터 피부를 통해 항원이 유입하여 더 큰 문제를 일으키는 경우를 외감[陽病]이라고 하고, 음식물로 인해 내부에서 항원이 유입되거나 내부에서 열이 발생을 하여 더 큰 문제를 일으키는 경우를 내상[陰病]이라고 한다.

5. 아토피 피부염의 세 가지 특징

아토피 피부염이 다른 피부 질환과 구별되는 세 가지 특징이 있다.

첫째, 몹시 가렵고 특히 밤에 심해진다. 둘째, 환자의 나이에 따라 나타나는 부위가 조금씩 다르다. 셋째, 환자의 체질적 특성에 따라 심해지는 시기가 있는데, 대개는 환절기에 증상이 심해진다.

하지만 안타깝게도 아토피 피부염의 이유와 원인에 대해서는 정확하게 밝혀진 게 하나도 없어 구체적인 치료법을 제시하지 못하고 있으며, 서양의학에서는 증상이 심해질 때 일시적으로 연고제나 항히스타민제를 사용할 뿐이다.

아토피 피부염의 증상적인 특징을 한방의 입장에서 이해한다는 것은 그 질환을 정확하게 알고 치료에 임한다는 것을 의미한다. 그러기 위해서는 피부와 인체를 한의학적으로 이해해야 하고, 특징적인 증상을 정확하게 해석할 수 있어야 한다.

① 왜 주로 밤에 가려움증이 심한가?
한의학에서는 어떤 병증이 밤에 심해지는 이유를 음허(陰虛), 혈병(血病), 어혈(瘀血), 식적(食積) 등의 원인에서 찾는다. '음병'이란, 체액이 건조해지는 특징의 질환을 말하는데, 당뇨나 피부건조증 등이 이에 해당된다. '혈병'이란, 혈액에 문제가 있는 질환을 말하며, 자궁병, 간경화, 중풍 등이 이에 해당한다. '어혈'이란, 혈액의 성분이 나빠서 오는 상태를 말하며, 혈전이나 출혈후, 간경화, 중풍, 혈전 등이 여기에 해당된다. '식적'은 소화되지 못한 음식 찌꺼기, 또는 좋지 않은 음식의 노폐물을 말한다. 하지만 이 역시 왜 아토피 피부염이 밤에 더 가려운지 속시원하게 설명하지는 못한다.

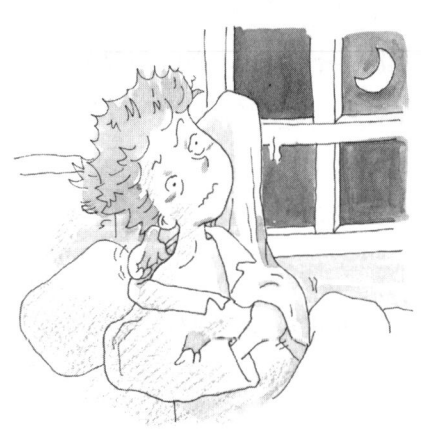

나는 아토피 질환의 특성에 대해 면역과 연관지어 해석한다. 즉, 면역이라는 용어는 한방에서 보면 정기(正氣)와 사기(邪氣)와의 상관성이다. 한방에서 말하는 '정기'는 내 몸을 방어하는 기운을 말하고, '사기'는 세균,

바이러스, 기생충 등을 말한다.

한방에는 '정기존내 사불가간(正氣存內 邪不可干)'이라는, 인체와 외부에서 침입하는 병원균과의 상관성을 의미하는 유명한 문구가 있다. 즉, '내 몸이 강하면 외부에서 병원균이 함부로 침범하지 못한다.'는 뜻이다. 정기를 강화시키는 것이 무엇보다도 중요하다는 것을 역설하는 말이다. 왜냐하면 병원균은 직접적인 접촉뿐만 아니라 공기 중의 호흡을 통해서도 전염될 수 있기 때문에 내 몸의 정기를 온전하게 기르는 것이 병을 예방하는 데 훨씬 더 유리하다고 판단했던 것이다. 이러한 정기란 음양이 균형과 조화를 이룬 상태를 뜻한다. 이는 면역기능이 건강하면 알레르기, 아토피, 기타 세균이나 바이러스 등의 항원들을 효과적으로 해결할 수 있다는 의미이기도 하다.

알레르기와 아토피를 연구하는 학자들도 구체적인 물질이나 음식물이 원인인 경우에는 '회피요법'을 쓰기도 한다. 하지만 공기 중에 포함된 항원의 경우에는 이렇다 할 대책이 없다.

이 경우에 면역요법을 응용하는 치료법이 바로 내 몸의 면역기능을 조절하는 것이고, 이것이 바로 한의학에서 말하는, 정기를 기르는 방법과 유사하다고 볼 수 있다.

그러면 가려움증은 왜 밤에 더 심해지는 것일까?

이를 이해하기 위해서는 먼저 인체의 방어 시스템에 대해서 알아야 한다. 여기서는 가장 단순하게 혈액순환과의 상관성을 통해 살펴보자.

우리 몸을 외부 침입으로부터 지키는, 가장 일차적인 방어를 담당하는 것이 바로 백혈구다. 따라서 피부 말초까지 건강한 혈액이 공급이 되었을 때 외부 침입을 효과적으로 방어할 수 있다. 예를 들어 상처가 나면 상처 주위에 세균, 바이러스 같은 외부의 항원이 침입할 수 있기 때문에 그 주위에 혈액 공급량을 늘린다. 그러면 상처 부위는 증가한 혈액량 때문에 열이 나면서 부어오르고, 혈액에서 나온 호중구나 기타 면역세포들이 세균과 한판 전쟁을 치른다. 그래서 상처 부위가 곪고, 시간이 지나면서 딱지가 앉는다. 이렇게 되면 상처 부위는 일단 튼튼하게 봉쇄되는 것이다.

이처럼 인체의 방어는 혈액 공급량과 밀접하게 연관되어 있기 때문에 아토피 질환의 증상이 밤에 유독 심해지는 이유 또한 외부 온도, 그리고 체온과 밀접하게 연관돼 있는 것이다. 즉 외부 온도가 오르거나 체온이 상승하면 피부로의 혈액 공급량이 늘어나고, 따라서 항원에 대한 면역반응이 증가하여 가려움증이 심해지는 것이다.

주위 온도가 올라가면 가려움증이 심해지는 것도 바로 이런 이유 때문이다. 그리고 체온이 상승해도 가려움증이 심해진다. 일반적으로 운동을 많이 해서 땀이 나면 가렵다고 말한다. 땀 속의 노폐물이 피부를 자극하여 가려움증을 유발시킨다고 생각하기 쉽지만 사실은 피부 말초까지 혈액의 유입량이 증가하여 면역반응을 증가시키기 때문이다.

따라서 날씨가 더워지면 아토피 환자들은 선풍기나 에어컨을 끼고 살고 가려움증이 갑자기 발작적으로 심해질 때는 얼음찜질을 하기도 한다. 이러한 방법들은 피부 온도를 내려주어서 일시적으로나마 가려움증을 해소시켜 주기 때문이다.

다시 한번 정리해 보면, 밤에 가려움증이 심해지는 이유는 피부 온도와 밀접하게 관련되어 있으며, 특히 밤에 체온이 상승하기 때문이다.

한방에서는 밤에 체온이 오르는 것을 어떻게 해석할까?

한방에서는 낮을 발산(發散)·양(陽)·기(氣)로, 밤을 수렴(收斂)·음(陰)·혈(血)로 비유한다. 낮에는 인체가 쉼없이 움직이고, 밤에 잠을 자는 동안에는 몸을 점검하고 쌓여 있는 노폐물을 제거하여 낮에 움직이기 좋게 재충전을 한다. 그런데 음과 혈이 부족하다는 것은 노폐물 제거와 정비 점검을 원활하게 할 수 있는 에너지가 부족하다는 것을 뜻한다.

다시 말하면 10명이 청소할 분량을 3명이 청소하려면 훨씬 힘이 많이 많이 드는 것처럼 당연히 열이 나는 것이다. 밤에 숙면을 취하지 못하면 낮에 활동하기 힘겨운 게 다 이런 이유 때문이다.

한방에서는 이처럼 밤에 혈액과 체액에 쌓여 있는 노폐물을 제거하고 정비하는 힘이 부족한 경우를 두 가지로 나누는데 체액의 부족은 '음허(陰虛)', 혈액의 부족은 '혈허(血虛)'라고 한다. 특히 혈액 속에 노폐물이 쌓여 혈액 순환이 순조롭지 않은 경우를 '어혈(瘀血)'이라고 말한다.

또 우리 몸 안에 생기는 음식찌꺼기를 '식적(食積)'이라고 한다.

우리가 매일 먹는 음식은 몸 안으로 들어오면 각 기관에서 잘 분해되어 소화 흡수된 뒤, 적절하게 배설이 되면 아무런 문제가 없다. 그러나 과식이나 폭식을 할 경우, 혹은 소화기에 문제가 있을 경우에는 음식을 제대로 분해·소화시키지 못한 채 위장에 음식찌꺼기가 정체되어 있게 된다. 이 음식찌꺼기들은 복통, 입냄새, 변비, 발열 등을 야기한다. 식적은 아직 소화 기능이 미성숙한 소아들이 과식과 폭식을 할 경우 많이 생긴다.

그리고 밤에 열이 나는 것을 다른 측면에서 해석하자면 피부 표면에 있는 항원을 낮에 효과적으로 제거하지 못했기 때문이다. 즉 낮 동안에 피부에 있는 항원을 효과적으로 제거하지 못하면 인체에 남아 있는 항원은 방어 기능이 약한 밤에 몸 안으로 들어오게 된다. 그래서 우리 몸은 항원의 유입을 방어하기 위해 피부 온도를 높이고 가려움증을 일으켜 피부 말초까지 유입되는 혈액량을 증가시키는 것이다.

긁는 행위는 인체의 자연스러운 반응이다. 왜냐하면 말초 피부를 자극하여 혈액 유입량을 증가시키고 면역을 담당하는 세포들로 하여금 항원이 몸으로 들어오지 못하게 하는 행위이기 때문이다.

그래서 아토피 피부염이 있어서 밤에 심하게 가려운 경우에는 실내온도를 수면하기에 적당한 온도로 유지하거나, 혹은 미지근한 물로 샤워를 하는 것도 일시적이지만 도움이 될 것이다. 그리고 밤에 가려움이 심하다고 밤과 낮을 뒤바꿔서 생활하는 경우가 많은데 이는 매우 좋지 않은 생활 습관이다.

② 왜 팔다리 접히는 부위에 주로 나타나는가?

아토피 피부염 증상이 나타나는 부위는 연령에 따라 조금씩 차이가 있다. 유아기 때에는 주로 얼굴의 양볼 부위와 머리 등에 많이 나타나고, 조금 더 자라 소아기에 이르면 얼굴보다는 주로 목, 팔, 다리, 손목과 관절이 접히는 무릎 뒤나 팔꿈치 안쪽 부위에 나타난다. 성인의 경우에는 얼굴을 포함해서 온몸에 걸쳐 나타나는 전신형과 몸의 상체 부위, 즉 얼굴, 가슴, 팔 부위 등에 주로 나타나는 부분형이 있다.

왜 이렇게 부위가 변화하는 것일까?

한방의 입장으로 생각해보면 인체 내부의 열이 빠져 나가는 부위가 성장하면서 변화하기 때문에 차이가 나는 것으로 해석할 수 있다. 즉 유아시기는 몸에 열이 생기면 주로 얼굴과 머리를 통해서 열을 해소한다. 아이들의 머리뼈에는 소천문과 대천문이라는 것이 있는데, 아이가 성장을 하면서 머리뼈가 봉합된다. 그런데 대천문이 봉합되기 전까지는 아이들의 몸에서 열이 발생하면 머리를 통해서 열을 해소하게 된다. 그래서 유아들은 열이 나면 머리 부분이 매우 뜨거워져 머리를 만져보는 것으로 열의 유무를 알 수 있는 것이다.

일반적으로 대천문이 봉합되는 시기는 14~18개월 경이다. 이 시기는 아이가 혼자서 걷는 시기와 거의 일치하는데, 한방에서는 몸에서 생기는 열을 팔과 다리를 통해 해소하는 것으로 해석한다. 그래서 이시기가 지나면 아이들의 아토피 증상도 머리와 얼굴에서 팔다리, 몸으로 내려오는 것이다.

생후 2~3세 유아들의 얼굴과 머리에 나타나는 아토피 피부염은 일반적으로 알고 있는 태열이다. 한방에서는 태열의 원인을 임신 중에 엄마가 섭취한 음식과 정서적인 스트레스 때문으로 본다.

'급유방(及幼方)'에서는 "엄마가 매운 것을 먹으면 태아에게 그대로 전해지며, 정욕이 동하면 안정치 못하다. 볶은 것과 구운 음식을 많이 먹거나 맵고 신 것을 좋아하며 기호와 욕망을 조절하지 못하고 기쁨과 노여움이 정도를 벗어날 정도로 지나치면 태아가 그 영향을 받게 된다. 또한 아이들의 병은 절반 이상이 태독이며, 절반이 조금 못 되는 것이 내상유식(內傷乳食 : 음식섭취를 잘못한 경우)이고, 십분지 일은 외감풍한(外感風寒 : 감기에 걸린것)이다."고 적고 있다.

이와 같이 태열이란 말 그대로 갓 태어난 아기에게 나타난 아토피 피부염을 말하는데, 엄마가 임신중에 자극적인 음식을 많이 먹거나 심한 스트레스를 받았을 경우, 약물을 과용하거나 술을 즐긴 경우에 태아에게 영향을 미쳐서 태열을 발생시키는 것이다. 즉, 엄마 뱃속에서 받은 열독이 얼굴과 머리 부위에 나타나는 것이다. 또한 "소아들은 아직 소화기가 발달하지 않아 젖과 음식에 상하면 습(濕)을 만들고, 습에서 담, 담에서 열을 발생시킨다." 라고도 하는데 여기서 담이란 체내에 생기는 노폐물을 총칭한다. 한방적 견해에서 어린이 질환의 대부분은 소화기를 의미하는 비(脾)와 왕성한 성장력을 의미하는 소양지기인 간(肝)에 문제가 있을 때 생기는 것으로 본다. 그래서 유아들의 태독은 소화기를 강화시키면서 습과 열을 조절해 주는 방법으로 치료한다.

한편 한방에서는 관절을 토(土)에 배속하는데, 토는 '중앙'을 의미하며 인체가 활동하고 움직이는 데 있어 '축'과 같은 역할을 한다. 또한 토(土)는 인체의 장기 중 소화기에 해당된다. 축은 운동하는데 버팀목으로 운동이 시작되는 부위이다. 특히 팔다리의 중심 관절인 주·슬관절은 아이들의 성장 발달에 매우 중요한 관절이다. 최근의 의학 보고에 의하면 주·슬관절에 아이들의 성장판이 있다고 한다. 한방에서도 마찬가지로 이 부위에 경락의 기운이 결집되어 있으며, 사지(四肢, 팔다리)는 나뭇가지가 커나가듯 성장한다고 하였다.

정리하면 관절은 토에 배속이 되어 소화기의 상태와 밀접하게 연관돼 있으며, 몸의 경락의 기가 결집되는 부위로 어린이 성장 발육에 매우 중요한 부분이다. 또한 소화기가 약해 음식물을 깨끗하게 소화하지 못하면 사지관절 부위에 음식 쓰레기가 쌓일 수 있다. 한편 Kierland 등은 아토피 피부염 환자를 더운 곳에 노출하였을 때 손가락의 혈관은 혈관 확장이 지연되는 데 반하여 팔다리 관절의 접히는 부위의 피부혈관은 보다 빨리 확장됨을 관찰하였다. 아토피가 사지 굴곡 부위에 많이 나타나는 이유도 이것과 무관하지 않다.

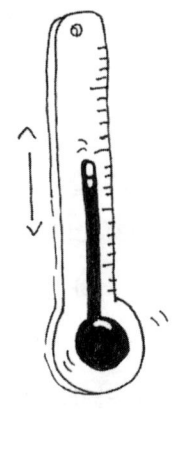
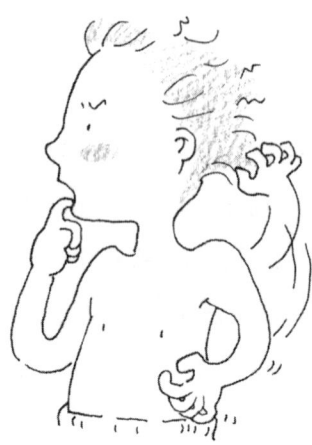

③ 왜 환절기에 가려움증이 심해지는가?

환절기는 계절이 변하는 때라 일교차가 매우 심하다. 아토피는 주위 환경의 변화에 매우 민감하게 반응하는데, 특히 환절기에 가려움증이 심해진다. 또 하루 중에는 잠자리에 들 무렵과 새벽녘이 가장 심해서 잠을 제대로 잘 수 없을 정도다. 사람의 체온은 하루 중에서는 이 시간이 온도 차이가 크기 때문에 가려움증 역시 이 시간이 심해지는 것이다. 계절적으로는 봄, 가을, 그 중에서 특히 가을에 더욱 가려움증이 심해지는 것도 일년 중에서 이때가 가장 기온 변화가 극심할 때이기 때문이다.

그렇다면 가려움증은 왜 이렇게 온도 변화에 민감한 것일까?

한마디로 대답하면 '피부가 기온 변화에 제대로 적응하지 못하기 때문이다.' 특히 가을철로 접어들수록 기온의 차가 커지는데, 이러한 변화는 피부를 자극하게 된다. 외부 온도가 갑자기 내려가면 피부의 말초 혈관이 수축하여 혈액 공급이 원활하게 이루어지지 못한다. 즉 혈관이 수축되어 혈류량이 줄어들면서 백혈구를 비롯한 임파구의 공급이 부족해진다. 그럴 경우 일시적으로 피부에서 방어 면역의 공동화 현상이 일어나는데, 이러한 상태는 감기 바이러스의 침입을 손쉽게 한다. 그리고 아토피 환자에게는 피부로 들어오는 항원의 양이 증가하는 것을 의미하기 때문에 가려움증이 심해지는 것은 당연한 일이라고 하겠다.

그래서 환절기에 감기질환이 많이 생기는 이유 역시 바로 이와 같은 경우라고 볼 수 있다. 그러므로 환절기에 접어들어 아토피가 심해지거나 감기 때문에 더 악화되는 아토피 환자들에게 한방의 감기 치료 방법을 응용하는 것도 이러한 원리 때문이다.

6. 아토피 피부염의 증상과 진단

환자의 피부 질환을 '아토피 피부염'이라고 진단하는 데는 몇 가지 기준이 있다.

1) 아토피 피부염의 진단 기준

✚ **주소견 : 자극적이며 지속적인 가려움증.**

증 상	체 크
팔·다리·목 등에 태선화 증세가 있다.	
유·소아의 얼굴과 몸에 습진이 나타난다.	
만성 혹은 재발성 피부염 증세가 있다.	

증 상	체크
예전에 아토피 질환을 앓은 적이 있다.	
가족 중에 아토피성 질환을 앓은 사람이 있다.	

✚ 부소견 : 건조증

증 상	체 크
피부가 건조하여 물고기의 비늘처럼 생기는 어린선이 나타나고 겨울에 증세가 심하다.	
피부 표피의 각질층이 까칠까칠해지거나 굳어지는 증세가 있다.	
손바닥에 잔금이 많다.	
양성 즉시형 피부 반응(항원물질을 피부자극하였을 경우 바로 피부에 팽진이 나타남)	
혈청 IgE 수치가 높다.	
어린 나이에 발생했다.	
피부 감염에 대한 감수성이 높다.	
손과 발에 원인을 알 수 없는 피부염을 앓은 경험이 있다.	
입술 주변에 염증이 생긴다.	
유두 습진 증세가 있다.	

이상에서 주소견 세 가지와 부소견 세 가지 이상에 해당될 때 아토피 피부염으로 진단한다.

2) 증상

아토피 피부염의 증상으로는 먼저 참을 수 없을 만큼 심한 가려움증을 들 수 있다. 가렵지 않으면 아토피 피부염이 아니라고 할 정도로 그 특징이 분명하다. 임상 사례에서 가장 많이 볼 수 있는 증세도 긁거나 문질러서 생긴 염증이다. 가려움증은 밤에 더욱 심해져 수면 장애마저 일으켜 환자가 겪는 괴로움은 이루 말할 수 없다.

급성기에는 붉게 충혈된 수포가 생기며 가려움증이 심해지고, 긁으면 진물이 나며 2차 감염으로 이어진다. 아급성기(급성과 만성의 중간단계)에는 피부가 쉽게 건조해지고 심하면 허옇게 각질이 일어나는데, 마치 사람의 피부 표면에 눈이 내린 것 같다고 하는 인설(人雪)이 나타나며, 한 부위를 반복적으로 긁게 되면 피부의 각질층과 상피 조직이 손상되어 붉게 충혈되기도 한다. 만성기에 접어들면 반복적으로 긁어서 생긴 상처로 인해 피부가 가죽처럼 딱딱해진다.

유아기의 습진은 생후 2~3개월을 지나면서 피부염이 빠른 속도로 진행된다. 양볼에 가려움증이 있으면서 피부가 붉게 충혈되고 진물이 생기기도 하는데 흔히 태열이라고 부르는 증세이다. 이러한 태열은 머리와 팔다리에도 생기며 긁어서 진물과 염증이 심한 경우도 있고, 때로 감염을 일으켜 흔히 부스럼딱지라고 부르는 가피(痂皮)와 함께 고름이 있는 물집이 생기고, 고름주머니가 터지게 되면 피부조직이 짓무르게 되어 껍질이 벗겨지기도 한다. 유아기 습진은 유치가 날 때 심해지기도 하고 감기, 예방주사 때문에 악화될 수도 있다.

3세 이후의 소아기에는 얼굴보다는 팔꿈치 안쪽, 종아리 뒤 등 피부가 접히는 부위와 엉덩이, 눈꺼풀, 손목, 발목 등에 아토피 피부염이 나타난다. 귀 주위에도 균열이 생기고, 진물이 나거나 딱지가 생긴다. 특히 윗입술에 생기는 구순염도 흔한 증상이다. 유아기에 비해서 피부염의 증상 변화가 빠르지 않고, 아토피 증상에서도 피부에서 진물이 나는 것보다는 피부가 건조해지는 증상이 심하게 나타난다.

성인기에는 아토피 피부염 증상이 나타나는 부위가 소아기 때와 비슷한데, 주로 피부가 접히는 부위와 얼굴 등에 나타나며. 태선화와 같은 만성 병변과 함께 주부습진도 흔하게 볼 수 있다. 사춘기 이후 여성에게 나타나는 유두습진은 아토피 피부염의 특이한 증상이다.

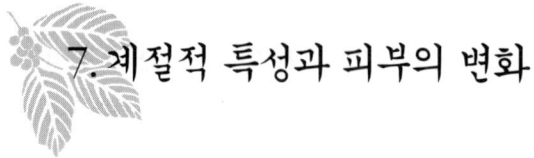
7. 계절적 특성과 피부의 변화

출산 후 살이 쪘다는 여성들이 많다. 가령 출산 전에는 48킬로그램이었는데 출산 후 69킬로그램으로 늘었다면 우리 몸의 면역체계는 변화된 몸에 맞게 달라질 것이다. 몸의 살이 빠지거나 쪘을 때 면역체계의 방어기능도 그에 맞춰 자기 몸을 유지하기 위해 노력하기 때문이다. 이를테면 24평에 살던 사람이 38평으로 늘려 이사했다면 그만큼 난방비도 달라지는 것과 같은 이치다.

뿐만 아니라 어렸을 때와 혈기 왕성한 청년 시기의 면역체계도 다르다. 한방에서 소아와 성인, 남자와 여자는 물론이고 마른 사람과 뚱뚱한 사람, 키가 큰 사람과 작은 사람을 구분하여 치료하는 데에는 인간을 변화 속에 존재하는 개체로 보기 때문이다.

한방에서는 우리 몸을 사계절에 비유하기도 한다. 인간의 몸은 고정돼 있는 게 아니라 나이에 따라 변화한다는 것을 전제로 병을 진단하고 치료한다. 같은 나이의 사람이라고 해도 체형과 성격 등 체질에 따라서 다르게 판단한다.

한의학에서는 사람의 몸을 시간의 흐름에 따라 생장성쇠(生長盛衰)한다고 보고, 이는 곧 자연계의 변화에 따르는 것으로 본다. 인체의 이러한 변화는 작게는 하루의 변화에 따른 것이고, 좀더 크게는 사계절의 변화에 따른 것이다. 우리 몸이 어떻게 변화에 적응하는지 이해하는 것은 아토피를 이해하는 한 방법이 될 수 있다.

계절적 변화에 따른 인체의 변화를 살펴보기로 하자.

1) 봄 : 소화력이 떨어지는 시기

봄은 겨울 내내 잠들어 있던 생물들이 새롭게 소생하는 계절이다. 기온이 따뜻해지면 땅속에 잠들어 있던 것들이 기지개를 펴고 세상 밖으로 나온다. 단단한 땅을 뚫고 새싹이 나오는 힘을 한방에서는 목(木)이라고 표현한다. 봄은 기온이 오르는 시기인 동시에 온도 변화에 따라 바람도 많은 때다. 이것은 변화가 이미 시작되었음을 의미한다. 이때는 만물의 기운이 위로 솟구쳐 올라간다.

사람의 몸 역시 봄이 오면 겨울 내내 움츠려 있던 기운들이 기지개를 편다. 다시말해서 몸 안에 숨어 있던 기운들이 따뜻한 봄을 맞이하여 팔다리나 피부를 통해 몸 밖으로 나오는 것이다. 몸의 기운이 밖을 향하기 때문에 상대적으로 몸 내부의 기운은 약해지게 되는 것이다. 그래서 봄에는 소화력과 입맛이 떨어지게 된다. 이렇게 몸의 기운이 밖으로만 향하는 기운을 가라앉히고 입맛을 돋우기 위해 봄철에는 씀바귀 같은 나물 종류를 섭취하게 되는 것이다. 한약의 쓴 맛은 위장의 소화력을 도와주고 몸 밖으로 향하는 기운을 몸 안으로 가라앉게 하는 기능이 있다.

한의학에서는 봄에는 특히 소화력이 떨어지기 때문에 소식(小食)을 하는 게 좋고, 항상 누군가를 칭찬하는 자세가 좋다고 말한다. 왜냐하면 가뜩이나 소화 기능이 떨어진 상태에서 누군가와 다투거나 화를 내는 건 몸에 해롭기 때문이다.

봄이 되면 기운이 없고, 소화력이 떨어지고, 어지러운 증상이 생긴다. 이것을 한방으로 풀이하자면 봄이라는 조건에서 몸 안의 기운이 부족해져서 생기는 현상이다. 즉 뿌리의 영양분이 부족해서 잎사귀 끝까지 영양분이 공급되지 못하는 것이다. 그러므로 부족한 몸의 기운을 더해주고 뿌리의 영양분을 충분하게 해주는 치료법을 응용한다.

봄에 온몸이 나른하고 졸리는 것은 아주 당연한 일이다. 한방에서는 인체의 오장육부를 관장하는 기관으로 '간'을 든다. 봄에 과로하여 간에 무리가 가면 앞으로 다가올 여름에는 더위병으로 고생하게 된다. 봄에 보약을 지어먹는 것도 이러한 면을 고려해서이다. 그러므로 봄에는 되도록 과로를 피하고, 특히 평소 간 기능이 약한 사람은 각별히 주의해야 한다.

자라나는 새싹은 한없이 부드러워서 조금만 잘못 만져도 상처

나기 쉽다. 마찬가지로 연약한 소아들의 한약을 지을 때는 강한 약성을 가진 약재보다는 부드럽고 온화한 약재를 사용한다.

인생에서 봄에 해당하는 시기를 꼽으라면 청소년기를 들 수 있다. 봄에는 모든 생물이 새롭게 약동한다. 이때 생물이 잘 자라도록 북돋아주듯이 청소년기에 있는 자녀들에게도 잘한다고 기를 북돋아주고 아직 소화기가 약한 시기이니 되도록 과식하지 않고 적게 먹는 습관을 갖도록 유도해 주는 게 좋다.

2) 여름 : 세균과 바이러스의 활동이 왕성한 시기

여름은 만물이 한없이 뻗어나가는 시기이다. 날씨는 매우 덥고 비가 많이 내려 습기도 많다. 이런 현상을 한방에서는 화(火)라고 표현하며, 인체의 오장육부 중에서 여름을 관장하는 장기로는 심장을 들 수 있다.

온도와 습도가 높은 조건에서 생물들은 잘 자란다. 지구에서 아열대 지역의 생물이 가장 번성하고 그 종류 또한 매우 다양한 것도 높은 온도와 습도 때문이다. 이처럼 모든 생물이 번성하는 때인 만큼 인체에 해를 주는 세균이나 바이러스 또한 왕성하게 번식하고 활동한다. 그래서 여름철에 세균이나 바이러스로 인한 피부 질환이 가장 많이 나타난다.

여름철에는 더위로 지치기 쉬운 만큼 각별히 체온 유지에 주의

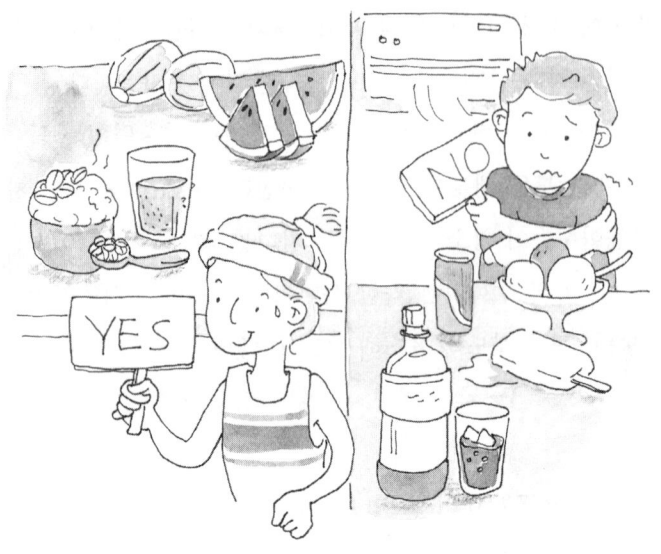

를 기울여야 하고 외부 날씨가 더우니 몸은 차갑게 유지해야 한다. 그래서 여름철이면 음식을 시원하게 먹고 충분하게 수분을 섭취하여 체온이 오르는 것을 조절했다. 보리밥을 먹거나 수분이 많은 수박이나 참외 같은 과일을 먹는 것도 여름을 건강하게 보내는 데 많은 도움이 된다.

또 여름철에 땀을 흘리는 것은 더워진 몸 안의 온도를 낮추기 위한 생리적인 현상이다. 덥다고 에어컨을 지나치게 사용하는 것은 좋지 않다. 왜냐하면 인체는 여름철 외부 온도에 적응할 수 있도록 이미 준비되어 있기 때문이다. 여름철에 너무 시원하게 생활하면 오히려 탈이 나는 것도 이러한 이유에서다. 물론 너무 덥게 지내는 것도 좋지 않다.

여름철에 땀을 흘리는 것은 양기를 생성시키는 행위다. 여름에 일조량이 충분하지 못하면 가을에 견실한 열매를 맺을 수 없듯이 여름철에 땀을 잘 흘려야 가을과 겨울의 찬 기운을 이겨낼 수 있는 힘이 생기는 것이다.

하지만 요즘은 생활 여건과 문화 수준이 높아지면서 냉난방 시설의 혜택을 많이 받아 사람들이 그전처럼 계절 변화에 적응하지 못하게 되었다.

아토피 피부염이 여름철에 심해지는 것도 바로 이러한 기후 변화에 적응하지 못했기 때문이다. 무더위를 이기기 위해서는 체온이 오르는 것을 막고, 몸의 습기를 제거하기 위해 적절하게 땀을 흘려야 한다. 그러나 아토피 피부염 환자는 온도가 높거나 땀을 흘리면 가려움증이 더 심해지니 에어컨 앞에서 좀처럼 움직이려고 하지 않는다. 물론 이렇게 하면 당장에야 편안할지 몰라도 아토피 피부염을 근본적으로 치료하는 데는 오히려 해가 된다.

아토피 피부염을 앓는 환자들에게 여름철의 습기는 고질적인 문제다. 여름철에는 기후 조건은 덥고 습하나 상대적으로 몸은 수분의 양이 부족하기 쉽다. 그래서 이런 경우 한방에서는 물의 원천으로 비유되는 신수(腎水)를 보강해 주는 한약을 사용한다.

또 여름철의 습기는 피부 호흡을 방해한다. 따라서 아토피 피부염 환자들은 더 고생을 하게 되는데, 습기를 적절하게 해소하지 못하면 몸이 눅눅해지고 가려움증이 더욱 심해진다. 그래서 여름철 아토피 피부염 환자들의 생활관리는 눅눅한 습기를 어떻게 해결하는가가 중요한 관건이 된다. 하루에 한번쯤은 운동을 통해서 땀을 흘리는 것이 좋고, 차가운 음식을 과도하게 섭취하거나 덥다고 에어컨 앞에서만 생활하는 것은 좋지 않으며 너무 기름진 음식은 삼가는 것이 좋다. 습기를 제거하는 데는 율무차가 좋다.

3) 가을 : 튼튼한 씨앗을 위해 수분을 건조시키는 시기

가을은 봄과 여름철의 기운을 거두어들이는 시기다. 날씨가 차가워지면서 생물들은 열매를 맺고 겨울 준비를 시작한다. 이 과정은 인체의 오장육부 중 폐(肺)가 관장한다.

단단한 씨앗을 맺으려면 강렬한 가을 햇빛이 필요하다. 그래야 여름철 내내 품고 있던 수분을 모두 말려서 겨울에도 씨앗이 얼지 않게 해준다. 폐가 수분을 조절하는 장기라고 보는 것이 바로 이런 이유 때문이다. 즉, 기를 운행시켜서 몸에 있는 불필요한 수분을 없애주어야 건강한 씨앗을 얻을 수 있고 이 기능이 원활하지 않으면 불필요한 수분이 몸의 조직에 남아 있게 되어 몸이나 피부가 붓거나 염증이 생길 수 있다.

가을은 무더위가 한풀 꺾이면서 제법 기온이 낮아지는 계절이다. 그리고 태풍이 오는 경우가 많은데, 이것은 튼튼하지 않은 씨앗은 떨어트리고 건강한 씨앗만을 보존하려는 자연계의 조화라고 할 수 있다.

마찬가지로 앞으로 닥쳐올 차고 건조한 조건에 적응하기 위해서 사람도 몸에 있는 수분을 제거하고 미리 준비를 해야 한다. 가을철이 되면 피부 역시 건조해져서 정상적인 피부도 다른 계절에 비해서 많이 건조해지므로 아토피 피부염의 증세가 훨씬 심해지기 쉽다. 그래서 필요 없는 수분이 너무 많을 경우 기운을 보강하여 수분을 없애주고, 너무 건조한 경우에는 반대로 윤기를 보태주는 치료법을 사용한다.

또 가을철에 보약을 먹는 데에는 두 가지 의미가 있다. 하나는 씨앗을 단단하게 하기 위함이요, 다른 하나는 다가올 추위를 이겨내기 위한 에너지를 비축하기 위한 것이다.

4) 겨울 : 체온 유지를 위해 에너지 소모가 많은 시기

겨울에는 모든 생물이 추위를 잘 견뎌내기 위해 나름대로 많은 준비를 한다. 겨울을 나기 위한 노하우가 저마다 있는 셈이다. 긴 겨울 동안 먹을 양식을 비축하거나, 겨울잠을 자는 동물이 있는가 하면 활엽수들은 몸에 붙어 있던 이파리를 모두 떨구어내 추위에 얼지 않도록 대비한다.

하지만 요즘 대도시 주위의 활엽수 중에는 겨울에도 낙엽이 떨어지지 않고 남아 있는 경우를 종종 볼 수 있다. 겨울철인데도 날씨가 춥지 않아서일 수도 있고, 나무의 영양 상태가 필요 이상으로 좋아서일 수도 있다. 그러나 겨울철에 추위를 겪어내지 않으면 봄철에 화려하고 향기 좋은 꽃을 만들어 낼 수가 없고 추운 겨울을 이겨낸 나무만이 예쁘고 향기로운 꽃을 피울 수 있다. 온실 속의 화초는 향기가 강하지 않고, 열대지방의 꽃이 화려함에 비해 향기가 적은 것도 같은 원리이다.

겨울이 되면 우리 인체는 차가워진 외부 기온에 적응하기 위해 피부의 문을 닫아서 체온을 유지하려고 한다. 겨울철에는 익히지 않은 음식이 입맛을 끌지 않는 것도 '이유 있는' 인체 반응이다. 날음식을 소화시키려면 에너지 소비가 많기 때문에 최소 에너지로 최대의 효율성을 얻기 위해 인체의 장기가 피하는 것이다.

인체는 추위를 이겨내기 위해 에너지 소모를 최소화한다. 날씨가 추워지면 인체의 에너지 소모가 심해지는데, 그 이유는 체온을 높이기 위해 인체가 부지런히 움직이기 때문이다. 피부 역시 수분의 증발을 최소화하려고 애쓰는 한편, 다소 두꺼워지며 대신 소변의 양이 많아진다. 이러한 과정을 관장하는 장기는 신(腎)이다.

임상적으로 아토피 피부염이 겨울철에 심해지는 경우는 기온 변화에 제대로 적응하지 못해서다. 날씨가 추워져서 증상이 심해진다고 실내 온도를 높여 따뜻하게 지내는 경우가 많은데 이것은 여름의 경우와 마찬가지로 일시적으로는 편할 수 있지만 근본적으로 전혀 도움이 되지 못한다. 차가워진 날씨를 이겨내지 못해 증상이 심해지는 것이니, 인체가 추위를 이겨낼 수 있는 방향으로 치료 방법을 강구해야 한다.

흔히 독감은 겨울철에 걸리는 줄 아는데, 오히려 가을과 겨울 사이에 걸리는 환자가 많다. 한의학에서는 감기를 앓는 동안 나타나는 발열 증상을 가을철에 미처 제거하지 못한 수분을 없애는 과정이라고 이해한다. 그래서 겨울철에 걸리는 감기는 상한(傷寒)이라고 하여 다른 계절에 걸리는 감기와 구분하여 치료한다.

겨울에 날씨가 추운 것은 씨앗을 더욱 단단하게 만들기 위한 것이다. 상한이라는 것은 씨앗을 단단하게 만들어 가는 과정이라고 생각할 수 있다. 겨울철의 감기, 즉 상한의 치료는 피부와 조직에 불필요하게 남아 있는 수분을 제거하기 위한 고육책이라고 할 수 있다. 그래서 한약의 약성이 피부에 있는 수분을 제거하면서 따뜻하게 해준다.

아토피 피부염을 치료하는 중에 감기를 앓은 다음 증상이 더 좋아지는 사례를 많이 볼 수 있는데, 이것은 바로 피부에 남아 있던 차가운 수분을 발열이라는 현상을 통해 해소하기 때문이다.

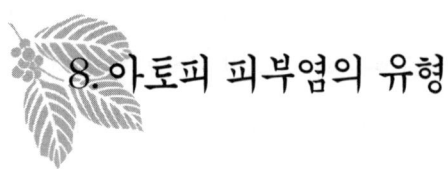

8. 아토피 피부염의 유형

아토피 피부염 증상이 어느 부위에 나타나느냐에 따라 자극 요인이 무엇인지 알 수 있다. 한방에서는 질병의 원인을 크게 세 가지로 구분한다. 외부 환경적인 요인, 심리적인 요인, 그리고 마지막으로 육체적인 과로, 음식 습관, 지나친 음주 등 잘못된 생활습관이 그것이다.

물론 실제로 아토피 피부염은 여러 가지 원인에 의해 유발되기 때문에 어느 한 가지를 짚어서 말하기는 어렵다. 다만 임상 경험을 통해 어느 부위가 심해지는가에 따라 악화 요인이 무엇인지는 파악할 수 있다.

① 팔 다리의 접히는 부위

한방 문헌에서 아토피 피부염과 가장 유사한 증상으로는 내선(奶癬:아이들의 피부염)과 사만풍(四彎風:팔다리 접히는 부위의 가려움증)이 있다.

임신중에 엄마가 매운 음식을 먹거나 아빠가 불에 구운 고기를 먹으면 그 맵고 뜨거운 기운이 태아에게 그대로 전해져 태어난 뒤에 머리와 얼굴 및 전신에 습진이 생기는 것을 '내선'이라고 하였다. 흔히 태열(胎熱) 혹은 태독(胎毒)이라고 말하는 것이 여기에 해당된다.

또한 사만풍이라는 병명은 다리의 굴곡 부위에 매월 한번씩 나타났다가 사라지는 바람습진[風癬] 같다 하여 지어진 것이다. 이 병의 원인은 풍사가 피부에 침입하여 생긴 것으로 가려운 증상이 매우 심하다. 긁으면 진물이 나오고 그 염증 형태가 건성 습진과 유사하다.

팔과 다리의 접히는 부위에 생기는 아토피 피부염은 흔히 유소아기 때 나타난다. 일반적으로 영아기 때의 태열이 치료되지 않고 지나친 것이 아토피 피부염으로 발전하는 경우를 흔히 볼 수 있다.

팔과 다리 부위를 한방에서는 비위(脾胃)에 속한다고 말한다. 이것은 음식과 관련이 많다는 뜻이기도 하다. 아토피 피부염을 치료하다 보면 음식 관리를 소홀히 하였을 경우 사지 굴곡 부위의 증상이 다른 부위에 비해 더 심해지는 것을 볼 수 있다. 이런 경우 한방에서는 위와 장에 문제 요인이 있다고 판단하고, 위와 장의 독소를 제거하는 처방을 함께 쓴다.

또한 인체의 양기는 사지에서 생산된다고 하는데, 이것을 식물에 비유하면 사지는 광합성 작용을 하는 잎사귀와 같은 것이다. 그러므로 사지에 아토피 피부염이 발생하는 경우는 비위의 양기가 부족한 현상이라고도 할 수 있다.

② 전신형

아토피 피부염이 전신에 나타나는 경우를 중증 아토피 피부염으로 진단한다. 전신이 태선화되고 각질이 많은 경우는 면역학적으로 IgE형 아토피 피부염이 많다. 체액성 면역과 세포성 면역에 장애가 있는 경우 음식에 체하거나 감기만 와도 전신에 피부 증상이 심해지는 것을 볼 수 있다. 일반적으로 이런 증상은 장기간에 걸친 약물 오남용과 저항 능력의 결여에서 비롯된 것으로 본다.

이 경우에는 환자의 형상적인 체질(생김새, 팔다리와 몸의 특징에 따라 체질을 분류하는 방식)에 따라 단계적으로 치료법을 강구해야 한다. 즉 허약해진 신체 저항력을 길러주면서 감기를 치료할 때 사용하는 처방과 오장육부에 문제가 있을 때 쓰는 처방을 단계별로 병행해야 치료 효과를 높일 수 있다. 비유를 들어 말하자면 병의 뿌리가 너무 깊어서 그냥 뽑히지 않기 때문에 좌우로 흔들어 서서히 뽑아야 하는 경우이다.

③ 목 부위

　인체의 구조상 목 부위는 심장, 즉 스트레스에 반응하는 부위다. 심장·소장의 열기가 위로 상승하면 목 부위에 증상이 나타난다. 하지만 소아들의 경우는 성인에 비해 스트레스로 인한 피부 질환은 많지 않다. 그러나 소장 계통에 독소가 작용하면 목 부위가 심해질 수 있다. 성인의 경우에도 정서적인 스트레스가 심해지면 목 부위에 영향을 미친다. 이런 경우에 스트레스로 인한 울화를 해소해 주는 처방을 응용한다. 임상적으로는 간에 생기는 울열을 풀어 주는 처방인 가미소요산 계열의 처방이 유효하다.

　스트레스가 원인인 경우 여유로운 생활 습관과 충분한 수면을 유지하는 것이 좋다. 여행이나 노래 등으로 스트레스를 푸는 것도 치료에 많은 도움이 된다.

④ 손가락 발가락 끝 부위

　감기가 우리 몸에 들어오는 데에도 길이 있다. 그 길이 바로 경락으로 외부의 풍(風)·한(寒)·서(暑)·습(濕)·조(燥)·화(火)의 여섯 가지 기운이 팔, 다리의 경락을 타고 인체로 들어온다. 아토피 피부염은 감기나 바이러스 질환인 수두, 홍역, 볼거리 등의 질환을 겪고 난 이후에 나타나는데 주로 사지에 발생한다.

　이 경우 증상에 따라 원인을 찾을 수 있는데, 진물이 나거나 붓는 증상을 보인다면 습증(濕症)이다. 건조하고 갈라지면서 가려우면 풍(風)의 증상으로 보고, 날씨가 추워지는 겨울철에 발생했다면 한기(寒氣)에 상한 것으로 본다. 이런 경우에는 한방에서 감기약을 처방하는 방법을 잘 응용하면 치료 효과를 얻을 수 있다.

뿌리가 약하면 그 잎사귀(손, 발 끝)가 마를 수 있고, 햇볕에 그 잎사귀가 타버릴 수 있다. 전자의 경우에는 신장 기능을 도와서 잎사귀를 푸르게 할 것이고, 후자는 그늘을 드리우는 처방을 쓴다.

⑤ 귀 부위

귀는 안과 밖에 걸쳐 있는 기관이다. 귀는 인체의 내부 오장육부를 상징하는 얼굴과 모발이 나 있는 부위의 중간에 위치해 있는데, 한방에서는 모발을 등 부위로 인식하며, 등을 외부의 나쁜 기운[邪氣]이 들어오는 길로 보고 있다.

그래서 귀 부위에 아토피 피부염이 나타나면 감기와 내상을 겸하고 있다고 말한다. 귀 부위에 아토피 피부염이 생긴 환자들은 감기가 와도 소화기에 이상이 나타나고, 체하기만 해도 열이 나는 감기 증상을 보이며 추위를 호소한다.

한방에서는 주로 소아들에게 많이 나타나는 이 경우에는 감기와 내상을 동시에 치료할 수 있는 처방을 응용하여 좋은 효과를 보고 있다.

⑥ 등·머리 부위

일단 등이 오슬오슬 춥고 코가 맹맹해지면 우리는 감기에 걸렸다고 생각한다. 이것은 등과 코에서 감기 바이러스로 인한 증상이 나타나는 것이다. 이를 한방에서는 상한(傷寒), 혹은 감모(感冒)라고 말한다. 특히 등과 코는 인체의 경락이라고 불리는 태양경락이 분포한 곳으로 감기와 밀접한 부위이기도 하다.

아토피 피부염이 유난히 등 부위와 머리에 심한 경우에는 외부에서 들어온 감기를 효과적으로 치료하지 못했기 때문으로 해석한다. 이 경우에는 태양경의 감기를 치료하는 한약을 응용하는 게 좋다.

주로 칡(갈근)이나 계피, 박하, 곽향 등이 들어가는 처방을 사용한다. 갈근탕, 계지탕, 패독산 등이 응용된다.

⑦ 상체 부위

음양론에서 우리 몸의 상체는 양부위(陽部位)에 속한다. 한방에서는 열, 화, 풍의 방향성이 위를 향한다고 보기 때문에 상체에 심한 질환이 생기면 열, 화, 풍의 병리로 인식한다. 임상에서 볼 때 상체 부위가 심한 경우는 성인에게 많은데 그 이유는 심리적인 스트레스로 인한 화와 열 때문이다. 또 성격이 예민한 사람의 몸에서 풍이 잘 발생하는데, 이 경우에는 몸의 상체 부위에 있는 풍, 열, 화를 다스리는 방법을 응용한다.

상체 부위에 증상이 심하게 나타나는 것은 나무 뿌리에 수분이 말라서 잎사귀까지 수분 공급을 충분히 못하기 때문에 잎사귀가 말라 버리는 경우와 같다. 이 경우에는 먼저 뿌리에 충분한 물을 공급해 주어야 하는데, 이것을 한방에서는 보음(補陰) 혹은 자음(滋陰)시킨다고 말한다. 처방으로는 보음사화탕이 효과적이다.

그리고 인체의 피가 부족한 경우가 있는데, 이는 평소 음식을 충분하게 섭취하지 못하여 신선한 혈액 공급이 이뤄지지 않았기 때문이다. 이런 경우에는 보중익기탕이나 곽향정기산 등의 처방을 써서 충분한 영양을 섭취할 수 있도록 처방한다.

⑧ 하체 부위

인체의 하체 부위는 한(寒)과 습(濕)에 상하기 쉬운 곳이다. 본래 한기와 습기의 성질이 무거워서 밑으로 가라앉기 때문이다. 그래서 인체의 하체 부위에 아토피 피부염이 심한 경우에는 먼저 한과 습을 다스리는 방법을 응용한다.

하체 부위에 피부염이 생길 때에는 건조증보다는 진물이 나거나 붓는 경우가 많다. 한방에서는 진물이 나거나 붓는 원인을 습열 때문으로 본다. 만약에 하체 부위에 나타난 피부염 상태가 건조하면서 갈라지는 경우라면 몸의 진액이 부족한 때문이다. 이러한 증상을 두고 한의서에는 '간신(肝腎)은 위책(胃責)'이라고 하는데, 이는 바로 '위'에서 충분한 영양을 생산하지 못하면 하체로 기운을 보낼 수 없다는 뜻이다. 이 경우 간과 신장의 진액을 보충하는 처방이 효과적일 수 있다.

9. 아토피 피부염과 유사 피부염

　피부 질환은 어떤 종류건 치료 기간이 길다. 보통 3개월 정도 소요되는 게 일반적이다. 이렇게 치료 기간이 긴 이유는 발병 원인이 명확히 밝혀지지 않기 때문이다. 아토피 피부염, 건선, 백반, 접촉성 피부염, 알레르기성 피부염 같은 피부 질환 등은 아직까지도 그 발병 원인과 기전이 밝혀지지 않고 있다.
　원인이 밝혀지지 않은데다 치료 기간도 길기 때문에 약물만 가지고 피부 질환을 치료하기란 사실상 어려운 일이다. 그래서 피부 질환을 치료하기 위해서는 자기 체질에 맞는 적절한 약물 치료와 함께 식이요법, 생활 관리가 반드시 뒤따라야 한다.
　특히 한약을 이용한 피부 질환 치료에 있어서 식생활 관리는 매우 절대적이다. 의서 '동의보감'에는 피부에 트러블이 생겼을 때 자극적인 음식, 기름기 많은 음식, 비린 음식, 밀가루, 술을 금하고 있다. 조선 왕조 실록에 보면 임금들이 앓던 질환은 대부분 피부 질환이었다.

음식에 대한 금기 사항은 유사 피부 질환의 감별 진단에 있어서 더욱더 주의가 필요하다.

1) 건선

건선은 은백색의 인설(鱗屑, 얇고 하얀 껍질)을 동반한 구진(丘疹, 좁쌀 형태)이 나타나는 피부 질환이다. 일반적으로 건선의 부위는 아토피 피부염과는 달리 팔 다리의 바깥쪽, 즉 팔꿈치나 무릎 등 외부로부터 자극을 받기 쉬운 부위에 생기며 몸통, 두피, 얼굴 등에도 나타난다.

건선은 가려움증은 심하지 않은 반면, 여러 가지 크기의 붉고 평평한 병변이 생기며 그 표면에 은백색의 돌비늘같이 보이는 각층이 두껍게 겹쳐 쌓였다가 저절로 떨어지는데, 그 밑에서 잇달아 각질이 생기는 것이 특징이다.

건선의 원인은 아직까지 알려져 있지 않았다. 동양인보다는 서양인에게 많이 나타나는 것으로 보아 체질이나 영양의 문제에서 온다고 추정하나, 확실한 유발인자로 보기는 어렵다. 대체로 내분비 장애·신진대사 장애, 특히 지방대사 장애에서 비롯된다는 설이 유력하다.

또한 정신적 스트레스, 피부에 가해지는 각종 자극도 들 수 있다. 이러한 증상을 보일 때는 우선 동물성 지방을 제한하고 내복(內服)요법과 외용(外用)요법을 병행해서 치료한다.

임상적으로 보면 건선은 아토피 피부염과 비교해 치료기간과 예후에 있어서 양호한 질병이다. 건선은 이름에서 알 수 있듯이 피부가 건조해지는 현상이라고 할 수 있는데, 주로 가을과 겨울철에 심해지는 경향이 있으며, 감기 증상이 있을 경우에 심해지거나 재발하는 경향이 있다. 치료는 남자보다 여자가 쉽고, 살찐 사람보다 마른 사람이 쉽고, 나이가 어릴수록 치료가 쉽다.

건선 환자는 동물성 음식과 새우, 꽃게 등을 피해야 하고, 뜨거운 물로 목욕하지 말아야 된다. 또한 스트레스와 과로는 건선을 악화시키고 재발시키는 매우 중요한 요소이므로 적절한 운동과 충분한 수면과 휴식을 취해야 한다. 적당한 햇빛은 치료에 도움이 되며 피부에 상처가 나지 않도록 각별히 유의해야 한다. 상처가 아물면서 그 자리에 하얀 비듬이 생길 수 있기 때문이다.

한방적인 치료는 체질에 따른 내복약과, 광과민효과가 뛰어난 한약제인 백지, 보골지, 강활 등을 추출하여 만든 윤부고(潤膚膏)를 사용하여 치료를 하면 3~6개월이면 어렵지 않게 치료가 된다.

2) 접촉성 피부염

접촉성 피부염이란 외부 물질과의 접촉에 의하여 발생하는 피부염을 말하며, 습진의 일종으로 간주된다. 이는 주로 화학물질에 의해서 발생한 습진이라고 말할 수 있다.

3) 알레르기성 피부염

두드러기, 한랭알러지, 햇빛알러지, 약물알러지 등 여러 가지 알러지성 피부염이 있는데, 아토피에 비해 알러지성 피부는 각각 그 원인의 특정성이 완연하고 증상도 독특한 특징이 있다. 그에 반해 아토피 피부염은 그 원인이 너무 다양하고 그 증상도 매우 복잡 다양한 양태를 띤다.

4) 땀띠(汗疹, Miliaria)

땀띠는 유아들의 피부질환 가운데 가장 흔한 증상 중의 하나다. 일반적으로 날씨가 덥고 습한 여름철에 흔하게 나타나는데, 주로 땀이 많이 나는 목둘레와 접히는 부위에 많이 나타나기 때문에 아토피 피부염과 혼동하기 쉽다. 땀띠는 땀샘분비관이 각질이나 다른 원인으로 인해 폐쇄되어 땀이 분비되지 못하고 축적되어 생기는 것으로서, 땀샘분비관이 막히는 위치에 따라 두 가지로 분류한다.

하나는 각질층에서 막히는 경우로서 아주 작고 투명한 수포가 생기는 가장 일반적인 땀띠이며 아이들이 열이 날 때 흔하게 나타날 수 있으며 특별한 치료를 하지 않고 몸을 시원하게 씻어만 주어도 치료가 된다.

다른 하나는 땀샘분비관이 표피층에서 문제가 생기는 경우로서 붉은색의 수포가 생기며, 가려워하고 피부가 붉게 충혈되는 상태가 된다. 주로 팔다리 접히는 부위와 목 주위에 많이 나타나며 가려워하기 때문에 아토피와 혼동하기 쉽다. 그러나 이 경우에도 땀 분비가 감소되는 시원한 환경으로 옮겨 주면 곧 치료된다.

땀띠를 치료한다는 이유로 덥고 습한 여름철에 아이들에게 피부외용제나 피부보호제를 많이 사용하는 것은 바람직하지 않다. 임상결과를 볼 때 오일이나 분을 사용하고 나서 오히려 땀띠가 생기는 경우가 종종 있으며, 또한 땀띠 치료를 잘못하여 아토피가 되는 경우도 있다.

제3부

체질에 맞는 음식관리와
음양한열 조절법

1. 아토피 피부염과 음식

 돼지는 절대로 새우젓을 먹지 않는 것처럼 동물은 자기에게 해가 되는 음식을 본능적으로 가려먹는다. 사람의 몸도 자기와 맞지 않는 음식을 먹게 되면 먼저 구토나 설사를 통해 몸 밖으로 내보낸다. 한방에서는 급체로 인해 탈이 났을 경우에도 단순히 그 증상을 가라앉히는 데 국한하지 않는다. 배출해야 할 음식이 아직 체내에 남아 있다면 설사를 더 도와서 몸 안의 독소를 적극적으로 배설하도록 한다. 만약 증상을 멈추게 하는 데 급급해서 지사제를 먹으면 몸에 남아 있는 독소가 그대로 흡수되어 두드러기가 날 수 있기 때문이다.
 이처럼 동물이든 인간이든 자기에게 맞지 않는 음식을 섭취했을 경우 몸에서는 자기 항상성을 유지하기 위해 적극적으로 배출한다. 면역세포에 의해 외부의 세균이나 독소 물질에 대한 저항 노력이 끊임없이 이루어지고 있는 것이다.

인체의 저항 노력에도 증상이 나아지지 않고 질환으로 발전할 때 한방에서는 음양과 허실을 감별하여 치료한다. 음식물을 분해하지 못해서 탈이 났을 경우에는 소화를 도와주는 '조중익기탕류'를, 과식해서 탈이 났을 경우에는 '가미이진탕류'를 응용한다. 참고로 이 경우에는 치료 기간이 매우 짧고, 대개 24시간 안에 자연 소실되는 경우가 많다. 민간 요법으로는 녹두를 갈아 죽을 쑤어 먹어도 효과를 볼 수 있다.

자기에게 맞지 않거나 해로운 음식에 대한 방어 노력은 소아와 성인에 따라 차이가 있는데 이 차이점은 음식 분해 능력과 면역체계의 특징에서 비롯된 것이다.

성장 과정에 있는 소아는 오장육부가 아직 미완성인 상태인 만큼 당연히 단백질을 분해할 수 있는 능력이 떨어진다. 아이들의 성장과정을 살펴보면 처음에는 모유를 먹다가 이가 나기 시작하면 이유식을 하고 유치가 어느 정도 발달하면 밥과 고형식, 즉 딱딱한 음식을 먹기 시작한다.

옛날 어른들은 아이들을 키우는 데 두 가지 점에 유의했다. 과잉 영양과 과잉 보호다. 이것은 옛 어른들의 지혜로운 자녀 교육 지침으로 아이들 건강에 많은 영향을 미치는 신빙성 있는 대목이다.

현대 의학에서도 유·소아들의 과잉 영양은 아토피와 알레르기에 치명적이라는 보고가 있다. 요즘 젊은 엄마들은 성장과 발육이란 면만 보고 유·소아들에게 고단백, 고지방 음식을 먹인다. 하지

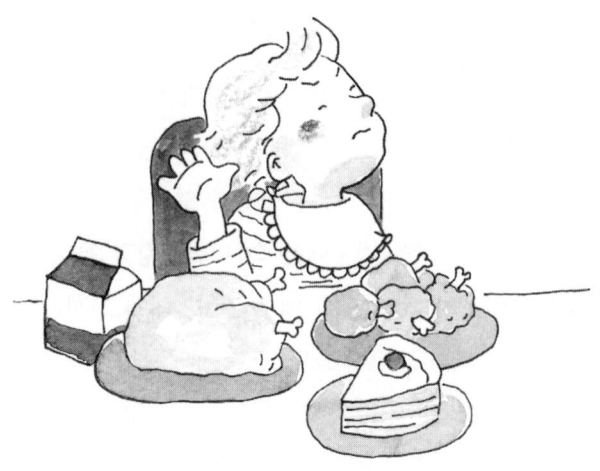

만 소화 기능이 완전하지 않은 아이들은 단백질을 자신의 몸에 알맞게 분해하지 못한 채 흡수해 버리고 만다.

 소아들의 경우 일반적으로 고영양가라 불리는 고지방·고단백 음식들을 그대로 흡수하면 몸에서 이것을 이종단백으로 인식하여 알레르기 반응을 일으키게 되는 것이다. 소아들은 아직 고지방·고단백을 분해할 능력이 없기 때문에 이종단백질의 형태로 흡수해 버리는 것이다. 반면 소화기관이 어느 정도 성숙한 단계에 있는 성인들의 경우 음식물로 인해 알레르기를 일으키는 확률은 상대적으로 낮다.

 음식 알레르기에 대한 미국 의사협회의 보고서에 의하면 아동기 아토피 피부염 환자들에게는 식품이 중요 원인인 반면, 성인 환자들의 경우에는 다르다고 지적하고 있다. 음식 알레르기의 발병은 나이와 관계없이 나타나는데 유년기에 자주 생긴다. 대표적인 경우인 달걀, 우유 알레르기는 유년기에는 자주 나타나지만 성장하면서 자연적으로 소실되는데 어떤 음식 알레르기는 평생 지속되기도 한다.

앞에서 언급한 미국 의사협회 보고서에서 우리가 되짚어 봐야 할 부분은 아무래도 성인 아토피 피부염의 경우 음식이 중요 원인이 아니라고 언급한 부분일 것이다. 이 부분은 면역학적으로 흉선의 발달과 관련이 있는 것으로 추정된다.

이 부분에 대한 나의 생각은 다음과 같다. 음식 중에서 인간이 먹지 못할 것은 없다. 하지만 소아의 경우에는 성인과 다르다. 앞에서도 언급했지만 소아들은 아직 소화기관이 발달하지 못했기 때문에 반드시 음식을 가려먹어야 한다. 여기서 가려먹는다는 것은 편식하라는 뜻이 아니라 과잉 영양을 피하라는 뜻이다.

물론 아토피 피부염의 경우, 성인에게도 음식물 금기 사항이 따른다. 성인 아토피 피부염의 경우에는 면역체계가 오랜 기간에 걸쳐 왜곡된 상태로 진행되어 왔기 때문에 소아 아토피 피부염 환자들 못지않게 음식물 관리에 신경을 써야 한다. 즉 성인 아토피 피부염 환자의 경우에도 역시 고단백, 고지방을 효과적으로 분해할 수 있는 능력이 부족하다고 보아야 한다. 따라서 체질과 상관없이 고단백, 고지방 섭취를 피해야 한다.

음식물 금기 사항은 종종 사상의학에서 말하는 체질별 음식 섭취와 혼동하기 쉬운데 실제로는 다른 경우가 많다. 그 이유는 두 가지 관점이 있는 것 같다.

첫 번째는 체질판정의 부정확성이고, 두 번째는 아토피의 알러지반응적 특성인데 이것은 아토피 환자는 체질에 관계없이 음식에 들어있는 특정 단백질에 민감하게 반응한다는 것이다.

가령 사상체질에서는 소양인에게 돼지고기가 좋다고 한다. 이것은 소양인은 열이 많아 체액이 마르기 쉬운 체질이기 때문에, 기름기가 많고 성질이 차가운 성향의 돼지고기가 좋다는 것이다. 그러나 소양인 아토피 환자가 돼지고기의 전체적 특성이 아닌 일부 단백질에 과민반응을 보인다면 그 소양인 아토피 환자가 돼지고기를 먹는 것은 좋지 않다. 그 환자는 소양인에게 이로운 음식 중, 전복, 해삼, 팥, 계란, 오리고기 등의 단백질 음식을 섭취하는 것이 좋다.

물론 그 음식들도 하나씩 먹어 보아서 과민반응을 확인해 볼 필요성이 있다.

사상체질에서 말하는 이로운 음식과 해로운 음식은 그 체질의 특성에 따라 보완해주는 음식과 그 반대 음식을 말하고 있다.

소음인은 몸이 차고 순환이 잘 되지 않는 특징이 있어서 비교적 열이 많은 성격의 닭고기, 개고기, 참새, 고등어, 마늘… 등의 음식을 이로운 음식으로 꼽았다.

태음인은 습(濕, 노폐물, 비만)이 많은 체질로서 열이 많은 열태음인과 차가운 체질의 한태음인으로 분류하고 있는데, 음식은 비교적 따뜻한 성격의 음식과 습의 배출을 돕는 음식을 이로운 음식으로 곱았다. 예를 들면 소고기, 밀, 우유, 버섯, 도라지, 밤, 율무

등이 그것이다.

이렇듯이 체질의 특성에 따른 좋은 음식들은 한방의 기본 원칙인 음양, 한열의 균형과 조절이라는 기본적 시각에서는 아주 당연한 것이다. 그러므로 체질 판정은 정확성이 생명이다.

체질에 상관없이 음식을 골고루 섭취하자는 것이 필자의 기본생각이지만 아토피 증상이 심하고 민감한 시기에는 민감반응을 보이는 단백, 지방음식 등은 체질에 관계없이 우선은 가려야 할 필요성을 임상에서 실감하고 있다. 한방에는 다음과 같은 명구가 있다.

"음식이란 제 철에 나는 음식을 골고루 섭취해야지 몸에 좋은 것만을 먹어서는 안 된다. 몸에 맞고 안 맞고는 몸이 알아서 가려내니 인간의 머리로 가려먹어서는 안 된다."

"가장 건강한 음식 섭취는 몸이 원하는 것을 먹어주는 것이다."

이것이 가장 좋은 섭생의 지름길이다.

가릴 음식이 많은 아토피 환자들에게 체질 음식까지 가리라고 한다면 정말 먹을 것이 없을지도 모른다.

아토피 증상이 어느 정도 치료된 후 체질에 맞는 음식을 신경써서 좀더 섭취한다면 면역계의 안정에도 많은 도움을 줄 수 있다.

아토피의 한방 치료의 원칙도 인체 음양, 한열을 조절해 주는 것이고, 체질별 음식요법도 마찬가지로 음양의 균형을 조절하고자 하는 목적이 있는 것이다.

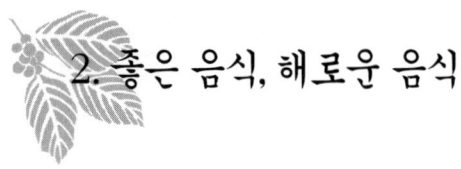

2. 좋은 음식, 해로운 음식

최근 우리 음식문화는 오염의 정도가 심해서 어디에서부터 손을 써야 할지 모를 지경이다. 아토피 피부염을 정복하려면 먼저 우리의 음식문화를 살펴보아야 한다. 몸과 음식을 분리해 생각해서는 안 된다. 음식을 통해 살아가는 데 필요한 에너지를 얻기 때문이다. 하지만 음식은 아토피 피부염을 유발시키는 중요한 요인이기도 하다.

식사 때마다 앉는 우리 식탁을 살펴보자. 예전에는 먹지 못했던 음식들이 식탁을 점령하였다. 과다한 동물성 단백질 섭취, 불규칙적인 식습관 등은 아토피 피부염을 일으키는 중요한 요인이다. 특히 아침 식사는 거르기 일쑤면서 저녁 식사는 과식, 폭식을 하는 경우가 많다.

그러나 우리 인체 생리 대사는 낮 동안에는 활발하게 움직이는

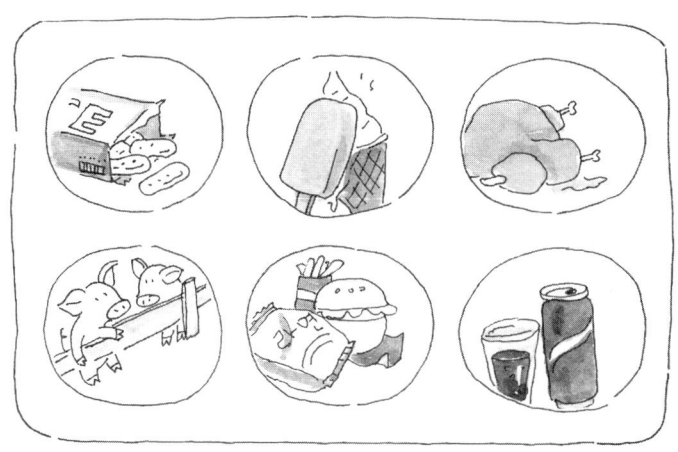

반면, 밤에는 활동을 줄이므로 위장 활동이 원활하지 않은 저녁 시간에 많이 먹게 되면 음식물을 완전히 분해, 소화시키지 못한다. 저녁에 과식하면 다음날 아침 허기를 못 느껴 또다시 아침을 거르는 악순환이 반복된다. 과식과 폭식 외에도 음식물을 제대로 씹지 않고 삼키는 습관도 이종단백의 생성에 지대한 영향을 끼친다.

그러므로 세 끼 식사를 규칙적으로 하고, 저녁에 적게 먹고, 아침을 꼭 챙겨먹는 습관은 아토피 피부염을 치료하는 가장 기본적인 생활 수칙 중 하나이다.

우선 아토피 피부염 환자에게 안 좋은 음식을 몇 가지로 나누어 살펴보자.

첫째, 우리 몸에 익숙하지 않는 성분들인 방부제, 색소첨가제, 인공 감미료 등은 알레르기 반응을 일으킬 수 있다. (예 : 밀가루

음식, 과자, 아이스크림 등)

둘째, 열량이 많은 동물성 지단백 등의 과잉 영양(예 : 닭고기, 소고기, 돼지고기, 장어, 개고기, 오리고기 등)

셋째, 인스턴트 식품(예 : 햄버거 · 라면 · 튀김 · 탄산 음료 등)

한방에서는 피부 질환 환자에게 밀가루 음식과 육식을 금하도록 한다. 피부에 염증을 일으키는 질환인 만큼 무엇보다도 열량이 많은 음식, 열을 조장하는 음식을 피해야 하기 때문이다.

현재 우리 식탁은 식품 첨가물이 든 가공 음식, 인스턴트 식품들에 점령당했다고 해도 과언이 아니다. 식생활이나 음식문화도 비슷비슷하게 획일화되는 경향이 있다. 끓이거나 데우기만 하는 인스턴트 식품이나 주문만 하면 빨리 나오는 패스트푸드는 우리의 입맛을 획일화시킨 일등공신(?)이다. 이러한 음식 섭취 습관은 각종 성인병의 주원인임은 물론이고, 알레르기 질환의 주범이기도 하다.

사람마다 혈액형이 다르듯 체질도 다르고, 각자의 체질에 맞는 음식이 따로 있다.

이제 각각의 체질에 맞는 음식에 대해 살펴보도록 하자.

● 클릭! 체질에 따른 음식

1) 태양인
   ● 이로운 음식 : 메밀(냉면) · 새우 · 조개류(굴 · 전복 · 소라 · 홍합) · 게 · 해

삼·붕어·문어·오징어·순채 나물·솔잎·포도·머루·다래·키위·
김·앵두·모과
- 해로운 음식 : 비교적 기름기가 많거나 맵고 자극적인 음식

2) 소양인
- 이로운 음식 : 보리·팥·녹두·참깨·참기름·돼지고기·계란·오리고기·생굴·해삼·멍게·전복·새우·게·복어·잉어·자라·가물치·배추·오이·가지·상추·우엉·호박·죽순·씀바귀·질경이·수박·딸기·참외·바나나·파인애플·생맥주·빙과류
- 해로운 음식 : 고추·생강·마늘·파·후추·카레·닭고기·개고기·노루고기·우유·꿀

3) 태음인
- 이로운 음식 : 밀·밀가루·콩·율무·기장·수수·강냉이·고구마·땅콩·현미·두부·쇠고기·우유·치즈·버터·명태·조기·명란·청어·대구·뱀장어·미역·다시마·김·무·당근·더덕·도라지·연근·마·버섯·토란·콩나물·밤·잣·호도·은행·배·살구·매실·자두
- 해로운 음식 : 닭고기·돼지고기·개고기·마늘·후추·꿀·계란·사과·커피

4) 소음인
- 이로운 음식 : 찹쌀·좁쌀·차조·감자·닭고기·개고기·노루고기·참새·염소고기·양젖·명태·조기·도미·멸치·미꾸라지·고등어·뱀장어·시금치·양배추·미나리·쑥갓·냉이·파·마늘·겨자·후추·양파·아욱·부추·사과·귤·토마토·복숭아·대추
- 해로운 음식 : 돼지고기·냉면·수박·참외·우유·계란·오징어·밀가루 음식·라면·보리·생맥주·빙과·녹두

체질은 음과 양의 편차에 따라 몸이 차다, 덥다, 습하다, 건조하다 등의 특징을 갖는데 이런 특징을 분류하여 '체질'이라고 말한다. 체질에 따라 음식을 분류하는 것은 각각의 체질에 맞는 단백질 유형이 있다고 보기 때문이다. 가령 뜨거운 성질의 닭고기는 몸이 찬 소음인에게는 약이 되고, 건조하고 열이 많은 소양인에게는 돼지고기가 제격이다. 그리고 몸이 습하고 비교적 차가워지기 쉬운 태음인에게는 따뜻한 성질의 소고기를 권한다.

비단 단백질 계열만이 아니라 과일이나 야채 같은 음식도 체질별로 분류하면 치료에 도움이 된다. 면역 불균형 현상을 한방에서는 음양허실(陰陽虛實)의 편차에 따른 한열조습(寒熱燥濕)의 현상으로 바라보기 때문이다. 음식도 저마다 차고, 덥고, 따뜻하고, 서늘한 경향성을 가지고 있는데, 이러한 편차를 조절하여 먹는다면 알레르기·아토피 같은 면역 불균형 상태를 해소해 나갈 수 있다.

그러나 앞에서 언급한 것처럼 체질과 무관하게 이종단백으로 작용할 수 있는, 특히 고지방·고단백 종류는 어떤 것이든 아토피를 더 악화시킬 수 있다. 따라서 소아들처럼 단백질 분해 능력이 떨어지는 상태거나 이종단백에 대해서 과민하게 반응하는 아토피 환자는 체질과 상관없이 금하거나 신중하게 가려야 할 음식이다. 면역 불균형 상태를 특징으로 하는 아토피 환자들인 만큼 최소한 면역 조절의 안정 상태를 찾아 병이 나을 때까지는 무엇보다도 음식 관리를 철저히 해야 한다.

다음은 아토피 환자들의 음식조절법이다.

1) 재료를 바꿔라

과거의 농부들은 같은 밭에 똑같은 작물을 2년 연속 재배하지 않았다. 지심(地心)이라고 하는 땅의 힘을 고려했기 때문이다. 비록 먹을 것은 풍족하지 않았던 시절이었지만 농부는 절대로 땅을 혹사시키지 않았으며 땅의 상태를 살펴보고 땅의 힘을 비축하기 위해 세심하게 배려하였다.

어느 정도의 평수에서 얼마만큼의 수확을 거둘 수 있는지 예상할 수 있었기에 무리하게 수확하려고 욕심부리지 않고 땅의 상태를 먼저 생각했던 것이다. 그래서 좁은 면적에서 너무 많은 작물이 자라면 일부러 얼마만큼은 솎아냈다. 땅 역시 자연의 순리를 쫓았다. 그 땅에서 수확할 수 있는 작물이 아니거나 지나치게 많이 자라면 자연스럽게 도태시켰다. 땅과 하늘과 사람이 합일하여 지혜롭게 생활하던 시절이었다.

그러나 농업 발달로 화학비료와 농약이 개발되면서 땅은 생명의 원천이라기보다는 마치 '화분' 같은 존재로 전락하고 말았다. 땅의 상태와는 상관없이 무조건 많이 수확해 내는 생산 중심으로 바뀐 것이다. 생명 중심에서 생산 중심으로 바뀐 땅은 더 이상 살아 숨쉬는 건강한 땅이 아니고 마치 공산품을 찍어내는 기계나 진배없다.

이런 땅에서 나는 작물 또한 땅의 건강한 기운을 받으며 자라기를 기대할 수 없으며, 공장에서 생산된 공산품과 다를 바가 없다.

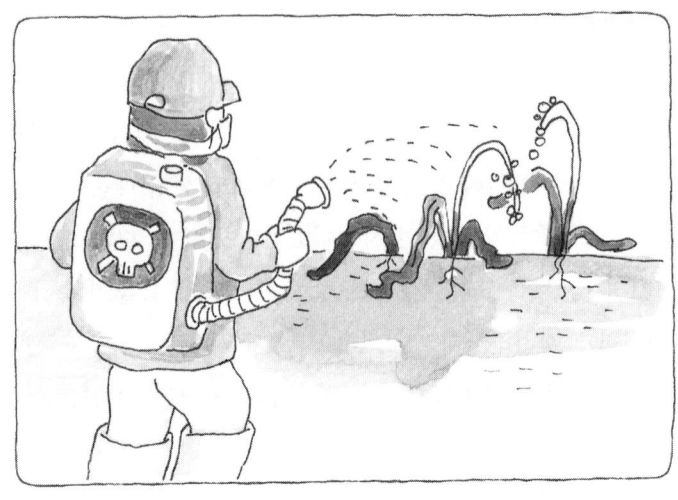

한방에서는 우리가 먹는 밥을 '오미(五味)가 평(平)하다'고 한다. 오미가 평하다는 것은 오행의 속성을 두루 갖추고 있어 어느 한쪽으로 치우치지 않는다는 뜻으로 누가 먹어도 탈이 없으며 오래 먹어도 독이 되지 않는다는 것이다.

하지만 약은 어떤가? 약은 오행 중 어느 한쪽으로 치우쳐 있는 것이다. 그래야 우리 몸에 생긴 이상을 치료할 수 있기 때문이다. 매일 먹는 밥과 달리 약은 장기간 먹지 않는다. 아무리 명약이라고 해도 질병에 걸렸을 때만 먹어야지 장기간 복용하면 독이 되고 마는 것도 이 때문이다.

화학비료로 키우고 생산한 농작물은 분명 어느 한쪽으로 치우칠 수밖에 없다. 모든 것을 포용할 수 있는 땅의 기운을 입고 생산된 농작물이 아니라 화학비료에 의존하고, 그것도 모자라 농약의 힘을 빌어서 생산한 농작물이 과연 우리 몸에 이상을 일으키지 않을 수 있을까?

독성이 강한 농약과 화학비료로 땅은 몸살을 앓고 있다. 몸살을 앓고 있는 땅에서 건강한 농산물을 얻을 수 없는 것은 당연한 일이다. 과학영농으로 수확량은 늘어났지만 땅은 병들었다. 생태계가 파괴되고 오염되었다는 징후는 여기저기서 드러나고 있다. 이런 환경에서 생산되어 우리 식탁에 오르는 음식물을 장기간 먹게 되면 독소로 작용할 수 있다.

아니, 이미 독을 먹은 우리의 몸은 증상을 나타내고 있다. 화학비료와 농약으로 오염된 농작물과 과도한 육식으로 인해 현대인들은 예전에 비해 상대적으로 암이나 순환기 계통의 질병에 잘 걸린다. 예전보다 잘 먹고 잘 살지만 질병은 더 늘어나고 불필요한 의료비 부담이 늘고 있으니 아이러니가 아닐 수 없다.

최근 다양한 목소리에 의해 채식 바람이 일고 있다. 언론에서도 채소 소비량이 급증하고 있다고 보도한다. 이제 '채식은 곧 건강'이라는 등식을 받아들이는 추세이다. 하지만 채식을 함으로써 건강을 유지할 수 있다고 믿는 것은 채식에 대한 맹신이다.

특히 비닐 하우스에서 재배되는 작물에는 문제점이 많다. 예전에는 한겨울에 신선한 야채를 먹을 수 있다는 생각을 감히 못했다. 그렇지만 오늘날 인간들은 자신의 능력 밖에 있는, 계절이라는 자연의 순리를 거슬러 엄동설한에도 싱싱한 수박을 먹을 수 있게 만들었다.

하지만 모든 세상사가 그렇듯 위험부담이란 게 있다. 한겨울에 신선한 야채를 많이 먹으려면 '채소독'을 감수해야 한다.

겨울이란 계절은 만물이 겨울잠을 자는 계절이다. 동물이든 식물이든 생명 활동을 줄이거나 휴식에 들어간다. 신선한 채소가 있을 수 없다. 사계절이라는 자연환경에 적응하여 살아온 우리의 몸은 겨울에는 침장한 음식을 먹는다는 사실을 익히 알고 있다. 이것은 조상에게 받은 유전자 깊이 입력되어 있는 정보이기도 하다.

'신토불이'라는 말처럼 제철에 자기가 사는 땅에서 나는 것을 먹는 게 가장 좋다. 그런데 건강에 대한 사람의 욕심은 끝이 없어서 한겨울에도 몸에 좋다는 채소를 탐한다. 채식을 하면서도 동물적 욕망을 버리지 못한다. 이것은 인체와 자연환경과의 상관성을 무시하고 건강에만 얽매이는 사람들의 아이러니다.

겨울철에 김장을 담그는 것은 오랜 삶의 지혜이며 건강 보고서이다. 겨울에 발효된 김치를 먹고, 모든 음식을 익히거나 뜨겁게 먹는 것은 건강에 유익한 일이다. 최근 들어 한겨울에도 장염, 이질 같은 질환이 발생하는 것을 보면 우리의 음식문화가 얼마나 잘못돼 가고 있는지 짐작할 수 있다.

장염과 이질, 설사는 차가운 음식을 너무 많이 섭취하는 여름철에 발생하는 질환이다. 날것이나 익히지 않은 생것, 차가운 것을 많이 섭취하는 여름철 질환이 한겨울에 나타난다는 것은 우려할 만한 일이 아닐 수 없다. 물론 여러 가지 원인이 복합적으로 작용하겠지만 음식 문화의 관점에서 보면 겨울철에 날것, 익히지 않은 음식과 찬 음식을 섭취하는 것은 소화기와 장 등에 심각한 악영향을 끼칠 우려가 있다.

2) 종류를 바꿔라

요즘 아이들은 야채보다 육류를 더 잘 먹는다. 육류는 양기를 보충하는 음식이고, 식물성 음식은 음기를 보충하는 음식이다. 양기란 햇볕과 같아서 밖으로 나가려는 성향이 있다. 반면 음기는 안으로 침장하려는 속성이 있다.

그래서인지 요즘 아이들은 무언가를 곧잘 밖으로 표출한다. 이 말은 자기 표현을 잘한다는 의미에서가 아니라 참고 견디는 인내력이 부족하다는 뜻이다. 차분하게 생각하거나 자제하는 모습을 찾아보기 힘들다. 이것은 어쩌면 육류의 과잉 섭취가 그 원인일 수도 있다.

아이들이 육류 음식을 잘 먹는 데에는 두 가지 원인이 있다.

첫째는 예전에 비해 고기 반찬을 너무 자주 접한다는 사실이다.

두 번째로는 임신기간 중 식습관에 신경을 쓰지 않은 엄마들의 태교를 들 수 있겠다. 태열은 엄마의 뱃속에 있을 때 생기는 것으로 밝혀지면서 태교의 중요성에 대한 연구 보고가 늘고 있는 추세다. 영아습진, 즉 태열이 있는 아이는 전체 아이의 70퍼센트라는 최근 통계 자료를 보면 태교를 중시한 우리 조상들이 얼마나 지혜

로웠는지 알 수 있다. 조선시대 '태교신기'라는 책은 아이에게 태열이 있는 것은 엄마의 잘못 7할, 아빠의 잘못 3할이라고 적고 있다. 태열의 원인이 임신중 엄마의 생활과 밀접하게 연관이 있다는 것을 알게 해주는 대목이다.

임신중에 엄마가 먹는 음식은 탯줄을 통해 그대로 태아에게 전달된다. 엄마가 임신중에 고기를 잘 먹었다면 태어난 아이 또한 고기를 잘 먹을 것이다. 임신중에 엄마가 크게 놀라거나 정신적인 충격을 받으면 태어난 아이는 정서적으로 매우 불안한 모습을 보인다. 그 만큼 태교는 아이에게 지대한 영향을 미친다. 임신중에 동물성 식품을 많이 섭취하게 되면 산모는 열[陽氣]을 많이 생산하게 되는데, 그 열이 태아에게 전해져서 태열이 발생할 수 있다.

한민족은 육류보다는 된장과 김치를 좋아하는 식물친화성 유전인자를 가진 민족이다. 한반도는 동물 사육에 적합한 기후조건이 아니기 때문에 당연히 자연스럽게 동물이 성장하기를 기대할 수 없다. 그런데도 상업성을 위해 동물들을 억지로 사육을 할 경우 갖가지 질병에 시달릴

것은 뻔한 일이다. 최근에 농장주들은 혹시나 사육하는 동물들이 질병에 걸릴까 봐 온갖 약물을 투여한다. 결국 그 약물이 어디로 가게 될지는 불 보듯 뻔한 결과다.

먹는 음식만 봐도 사람의 품성이나 습관을 알 수 있다고 한다. 다시 말해 그 사람이 먹는 음식은 그 사람의 품성을 어느 정도 반영한다는 것이다.

육류를 많이 섭취하는 사람은 행동이나 성격이 직선적이다. 육류는 양기(에너지, 열)를 발생하는 음식이기 때문이다. 역사적으로 볼 때 훈족이나 몽고족은 남의 나라의 침략이 잦았던 유목민족이다. 유목민족이 호전적인 것도 따지고 보면 고기 섭취를 많이 했기 때문이다.

우리 민족이 전쟁을 싫어한 건지, 못한 건지는 알 수 없지만 우리가 먹는 음식을 보면 전쟁을 싫어했을 가능성이 높다. 육류보다는 채식 위주의 식문화를 감안하면 말이다. 일본인들이 호전적인 이유는 동물성 음식인 생선을 많이 먹었기 때문이라고 풀이한다면 너무 과장된 억측일까?

자랑할 게 있어도 내세우지 않는 것을 미덕으로 알았던 선조들과 달리 우리들은 성급하게 내세우고 인정받기 위해 안달한다. 이러한 사회 분위기에 편승하여 일등이나 일류가 아니면 인정하려고 하지 않는다. 당연히 스트레스를 더 많이 받을 뿐만 아니라 이런 스트레스는 고스란히 아이들에게도 반영된다.

요즘 부모들은 자녀들의 발육 성장도 남의 집 아이와 비교하려 든다. 자기 아이가 남의 집 아이보다 밥도 많이 먹고, 키도 더 크고, 힘도 더 세야 엄마들이 안심한다. 너나할 것 없이 아이들에게 칼로리 높은 음식을 먹이려고 하는 것도 따지고 보면 공연한 경쟁 심리에서 비롯된 것이다.

자녀의 성장을 위해 고단백 육류를 먹일 필요는 없다. 아이들은 성장하는 존재이지 사육 대상이 아니다. 발달 과정에 따라 성장해 가는 아이들을 마치 동물 사육하듯, 혹은 임의적인 성장 프로그램에 따라 키울 수는 없다. 물론 성장기에는 균형잡힌 영양식이 필요하다. 하지만 이것도 지나치면 부족함만 못하다. 과잉 영양은 오히려 비만이나 성인병을 부를 수 있기 때문이다.

앞서도 언급했듯이 우리 몸은 유전적으로 익숙하지 않은 단백질이 몸 속으로 들어오면 이것을 이종단백으로 인식하여 면역반응을 일으킨다. 그런데 소아 아토피 피부염 환자들 중에는 유전적으로 혹은 체질적으로 자신에게 알맞지 않은 음식을 엄마 뱃속에 있을 때부터 섭취했기 때문에 발생한 경우도 있다. 장차 태어날 아이의 건강을 위해 임산부들은 육류 섭취에 대해 신중하게 고민해 볼 필요가 있다. 또 모유를 수유하거나 이유식을 할 때에도 유·소아의 동물성 지단백의 섭취는 신중하게 고려해야 한다.

3) 습관을 바꿔라

우리 조상들은 생활 속에서 건강을 실천한 사람들이다. 우리 속담 중에 '조반석죽(朝飯夕粥)'이라는 말이 있다. 아침에 밥을 먹고 저녁에는 죽을 먹는다는 뜻으로 가난한 살림살이를 빗댄 말이지만 단순히 그 의미만을 내포하고 있는 것은 아니다. 건강한 삶을 위한 격문으로 풀이해 볼 수도 있다.

사람들 몸에는 저마다 생체 리듬을 정확히 알려주는 시계가 있어 아침에 해가 뜨면 잠에서 깨어나 활동을 시작하고, 해가 지는 저녁에는 쉬다가 잠자리에 든다. 이 생체 리듬은 수만 년 동안 내려온 인류의 오랜 기억 회로로, 인간 유전자에 깊이 박혀 있다.

모든 동식물이 그렇듯 인간 또한 태양 에너지에 의존해 살아가고 있다. 아니 절대 에너지를 가진 태양의 운동 주기에 맞춰 생활한다고 하는 편이 옳을 것이다. 한방에서는 인체의 생체시계가 태양의 주기와 흡사하리라고 보고 있다. 그래서 잠자고 깨는 시간도 일률적으로 말하지 않고 사계절에 따라서 조금씩 차이가 있다고 말한다. 즉, 낮이 긴 여름에는 늦게 자고 일찍 일어나며, 해가 짧은 겨울에는 일찍 자고 늦게 일어나라고 말한다.

조반석죽이란 속담도 자세히 보면 절묘한 식생활의 지혜를 담고 있다. 하루를 시작하는 아침에는 에너지 양이 많아야 하는 만큼 잘 먹어 두어야 하지만 하루를 정리하는 저녁에는 잠을 자야 하기 때문에 가급적이면 적게 먹어 위장관의 부담을 덜어주라는 해석으로 풀이할 수 있는 것이다. 저녁에 음식을 많이 먹게 되면 음식물이 완전히 분해되지 않고 뭉쳐 위장에 식적(食積)이라는 음식 찌꺼기로 남아 몸에 해로운 영향을 끼치기 때문이다.

4) 방법을 바꿔라

"천천히 꼭꼭 씹어 먹어라."

어렸을 때 밥상에서 어른들에게 늘상 들었던 말이다. 또 엄마들은 아이가 젖을 떼고 밥을 먹기 시작하면 처음 얼마 동안은 음식을 씹어서 아이 입에 넣어주었다. 요즘 엄마들이야 비위생적이라고 질색하겠지만 의학적으로 볼 때 충분히 근거가 있는 행동이다.

소화기관이 미성숙한 어린 아이가 젖을 떼고 음식을 처음 먹기 시작할 때 엄마가 씹어서 먹여주는 것은 소화를 도와주고 알레르기를 예방할 수 있는 가장 효율적인 방법이기도 하다.

유아들이 먹는 모유, 분유, 이유식들은 대부분 씹지 않고 삼킬 수 있는 것들이다. 이런 음식에 길들여진 아이는 처음 딱딱한 음식을 먹게 되었을 때에도 씹지 않고 바로 삼켜버린다. 아직 씹어 먹는 학습이 이뤄지지 않았기 때문이다. 하지만 엄마가 잘게 씹어서 먹이는 과정을 통해 아이들은 비로소 씹어 먹는다는 것을 자연스럽게 학습하게 된다.

음식물을 입에 넣고 씹는 저작(咀嚼) 활동은 소화를 도와줄 뿐만 아니라 치아 발달에도 큰 영향을 미친다. 치아는 성장기에 있는 아이들의 뼈의 발육 상태를 간접적으로 보여준다.

씹는 행위를 통해서 뺨에 있는 근육의 발달을 돕고, 음식물을 씹으면서 분비되는 소화 효소의 하나인 아밀라제의 분비가 원활해진다. 특히 치아 중에서 아래 이빨은 위와 대장 운동을 도와주는 것으로 알려져 있다. 연구 발표에 따르면 음식을 씹는 행위가 대장의 연동운동을 촉진시켜 음식물에 포함되어 인체에 들어오는 유해물질과 독소를 효율적으로 배출해 준다고 한다.

또한 씹는 행위는 뇌에도 영향을 주는 것으로 알려져 있다. 사람들은 정신적인 스트레스를 받으면 폭식하는 경향이 있다. 이것은 인체가 스트레스를 이겨내기 위해 몸 안의 에너지를 충전하기 위한 본능적인 행동이다. 비단 음식뿐 아니라 껌을 씹는 것도 과도한 긴장을 해소하는 데 많은 도움을 준다.

그러나 근래에 와서 딱딱한 음식을 씹는 행위가 점점 줄어들고 있다. 여러 가지 이유가 있겠지만 어려서부터 음식을 씹어먹는 습관이 잘 이뤄지지 않은 데다가 부드러운 인스턴트 음식을 주로 먹기 때문이다. 아이들이 야채를 잘 먹지 않는 것도 이러한 식습관과 무관하지 않다. 왜냐하면 야채는 잘 씹지 않으면 삼킬 수 없기 때문이다.

항간에는 아토피 피부염에 야채가 도움이 된다고 하여 야채즙을 먹이기도 하는데, 아토피 치료에서 야채가 도움이 되는 부분이 있긴 하다. 서늘한 성질을 가진 야채에는 섬유질, 비타민, 무기질 등

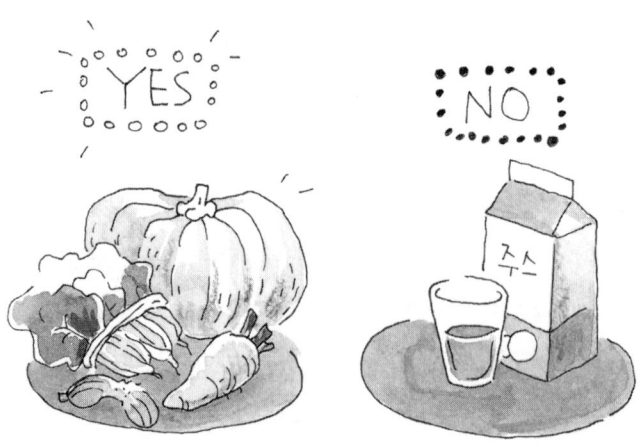

이 풍부하여 혈액이 더워지기 쉬운 아토피 환자들에게는 단백질에 비해 효과적인 건강식이 될 수 있다. 또 다량의 섬유질과 필수 미네랄 등은 배변활동을 도와주며 독소를 배출하는 효능도 갖고 있다. 그리고 피부 영양과 보습에 필수적인 비타민 C, E 등이 풍부하다.

이러한 효능 때문에 나 역시 환자들에게 비타민 A, C, E가 많이 들어 있는 당근, 시금치, 호박, 감자 등의 야채를 권하고 있다. 그러나 즙을 내서 마시는 것보다는 씹어서 먹는 게 더 효과를 높일 수 있다. 씹어서 먹어야 야채 안에 들어 있는 효소물질이나 비타민들을 파괴시키지 않고 섭취할 수 있을 뿐만 아니라, 씹을 때 소화효소들의 분비가 활발하여 이종단백이나 독소들을 원활하게 배출할 수 있기 때문이다.

3. 아토피 피부염과 음양한열(陰陽寒熱)

한방의 기본 개념은 음양오행설(陰陽五行說)이다. 옛날 사람들은 외부에서 일어나는 현상을 크게 음(陰)과 양(陽)의 대립적 관점에서 보았다. 사물을 음과 양의 성질로 구분하였을 뿐만 아니라 하나의 현상 속에서 서로 상호 대립한다고 이해했다. 예를 들어 낮과 밤, 밝음과 어둠, 더위와 추위, 위와 아래 등이 존재한다고 인식한 것이다.

한방에서는 이러한 음양사상을 기본으로 자연의 일부인 인간의 몸도 음과 양이라는 두 가지 성질로 나뉘어져 있다고 본다. 그래서 인체의 등쪽은 양, 복부 쪽은 음이라 하였고 체표는 양, 체내는 음이라 하였으며, 장부(臟腑)에서 장은 음이고 부는 양이라 하였다

또한 소화, 호흡, 심장박동, 혈액순환같이 기능적인 활동은 양에 속하고 이러한 기능활동을 가능하게 해주는 영양 물질은 음이

라고 생각했다. 이렇듯 음양사상은 인체의 정상적인 생명활동이 음양 간의 상호 대립, 협조관계를 유지하기 때문에 가능한 것으로 인식하였다.

그리고 오행사상은 모든 사물이 목(木), 화(火), 토(土), 금(金), 수(水)의 다섯 가지 물질에 귀속되어 있으며 이로 인해 복잡한 운동과 변화가 형성된다고 인식한다. 이들 다섯 가지 물질은 각기 다른 특성을 갖고 있지만 서로 의존적이며 떨어질 수 없는 관계에 있다.

한방에서는 주로 오행의 운행을 이용해 장부 조직의 속성과 내재하는 관계를 개괄하여 설명하고 있다. 즉, 인체의 각 부위를 오행에 비추어 분류하였다.

예를 들면 간(肝)은 목(木)으로 분류된다. 간은 혈액을 저장하고 에너지원으로 쓰이는 영양소 대사를 하는 곳으로 에너지원이자, 땔감이다.

심장(心)은 화(火)로 분류된다. 심장은 인체의 엔진 역할을 하는데, 몸 전체에 에너지를 공급하고 에너지를 발산하는 기관이다.

모든 음식을 소화하고 중화시키는 역할을 하는 비(脾)·위(胃)를 토(土)로 분류한다. 땅에서 모든 생물이 삭고 중화되듯이 비·위 또한 이 같은 흙의 성격과 닮았다고 본 것이다.

폐(肺)를 금(金)으로 분류한 것은 금의 서늘한 기운과 함께 대기의 맑고 청정한 기운을 호흡하는 곳으로 보았기 때문이다. 인체 엔진이라고 보았던 심장의 열을 조절하는 곳도 바로 폐이다.

신(腎)을 수(水)로 분류한 것은 수분 대사를 조절하며 인체의 찌꺼기를 배설하는 곳이기 때문이다.

아토피 환자의 면역세포 활성의 특징은 환자의 상태와 체질에 따라 여러 가지 유형으로 나타난다. 이러한 유형을 통해 체질과 유발인자, 나이에 따른 특성을 고려하여 세심하게 치료하게 된다. 또 한편으로는 치료 전에 비해 치료 후 관찰되는 면역세포 활성의 특징들을 통해 치료의 예후를 가늠할 수 있다.

의료 선진국이라는 미국, 영국, 독일, 일본 등 여러 유명 대학교수들의 논문을 참고해 보아도 '역시 아토피는 면역조절이 핵심'이라는 것을 확신할 수 있다.

여기에서는 인체 면역세포의 종류와 기능, 그리고 아토피 환자들의 면역학적인 특징들을 살펴보고, 면역조절이라고 하는 대명제를 한방의 임상 사례와 함께 자세히 설명해 보기로 하겠다.

한방에서는 노화와 질병을 음양의 불균형 상태로 해석한다. 이것은 자연계를 대우주로, 인체를 소우주로 보고, 생명 활동을 영위하는 인체의 생리 현상을 자연계에서 일어나는 현상과 같은 연장선상에서 보기 때문이다. 인체는 대우주 속에 존재하는 소우주인 까닭에 대우주가 소우주에 미치는 직·간접적인 영향을 중요시할 수밖에 없다. 또한 하나의 질병을 단순히 몸의 일부분에 생긴 이상(異常)으로 보지 않고, 몸 전체의 생리적인 부조화(不調和)로 파악하는 것이다.

그런데 알레르기나 아토피 피부염을 피부에만 국한된 병리 현상으로 이해하면 진단은 물론 치료하는 데도 역부족일 수밖에 없다.

한방에서는 피부 질환을 치료할 때 경락이론을 바탕으로 인체 내부와 피부를 동시에 연결하여 진단한다. 아토피 피부염의 경우에는 환자의 체질과 형상을 먼저 살핀 후 음양허실을 우선 판단하고, 그 다음에 증상이 나타나 있는 부위를 진찰하여 치료 방향을 결정한다. 이러한 방법은 치료의 예후를 판단하는 데도 중요한 근거가 된다.

망진(望診)은 눈으로 진찰하는 방법으로, 환자의 얼굴색, 피부의 윤기, 정신 상태, 몸 전체와 각 부위에 대한 형태를 관찰하는 것이다. 예를 들어서 환자가 마르고 키가 큰 체형으로 눈빛이 예리하고 강렬하며 평소 참을성이 없고 급한 성격이라면 한의학적으로는 양인이라고 진단하며, 오행적으로 목화(木火)의 체질로 구분한다.

양인의 경우에는 평소 기운이 위로 올라가기 쉽고 열이 많은데, 피부 증상도 일반적으로 몸의 윗부분인 얼굴과 목 부위, 그리고 손과 팔에 많이 나타난다. 또 등 부위도 어깨뼈(견갑골) 쪽에 많이 나타난다. 이것은 인체의 열이 위로 몰리기 때문이다. 그래서 윗부분의 열을 풀어주는 치료법을 쓴다. 그렇다면 윗부분의 열을 어떻게 해소할 것인가? 물론 그 방법은 다양한데 땀을 내거나 환부에 찬물·시원한 바람·차가운 모래를 붓기도 한다. 이외에 극단적인 방법이라서 잘 쓰지는 않지만 열을 더 보태어 열을 해소하는, 이른

바 이열치열(以熱治熱)의 방법도 있다. 이처럼 열을 해소하는 방법은 많은데 환자의 체질과 상태에 따라서 방법을 달리 선택해야 한다.

그리고 또 한 가지 빠트릴 수 없는 것은 아토피 질환의 예후를 음양론적인 관점에서 판단할 수 있다는 점이다.

앞의 예처럼 양인의 체질이라 평소 열이 위로 올라가기 쉬운 사람은 열을 해소시키기도 쉽다. 체질적으로 열이 위로 잘 몰리는 사람은 열을 잘 극복하도록 설계되었기 때문이다. 그런데 이렇게 양인 체질의 사람이 만일 다리 부위에 아토피 피부염이 발생한 경우에는 평소 몸 위쪽에 열이 몰려 있던 사람이 어떤 원인에선지 아래 부위에 정체되어 있는 것이다. 이때는 아랫부분의 열을 다시 위로 올린 후 밖으로 빼내야 하기 때문에 그만큼 치료 기간도 오래 걸릴 수밖에 없다.

이처럼 한방에서는 음양오행설과 경락 이론을 바탕으로 아토피 피부염을 진단하고 치료하는데, 이러한 치료의 궁극적인 목표는 인체의 음양허실의 편차를 조절하는 것이다. 이것이 바로 면역학에서 말하는 '면역조절'이다.

알레르기 아토피 피부염을 면역 제제를 이용하여 치료하는 방법은 다음과 같다.

① 면역학적인 반대작용을 하는 면역물질을 이용하여 치료하는 경우가 있다. 가장 대표적인 방법이 바로 인터페론 감마와 인터루

킨-4의 상반된 관계를 이용하여 치료하는 경우다.

② 면역학적인 포기를 유도하는 방법이다.

앞에서 말했듯이 한방에서는 이미 오래 전부터 '면역불균형' 상태를 음양허실의 경향성에 따른 특징으로 파악하여 치료해 왔고, 그것을 증명하기 위해 지금도 연구가 진행중이다. 머지 않아 구체적인 결과가 발표될 예정이지만 완치된 많은 환자들이 치료 성과를 확인시켜 주고 있다.

최근에 와서는 양방도 알레르기 질환과 아토피 피부염을 면역학적인 불균형 상태로 파악하고, 면역학적인 관점에서 치료방법을 연구하고 있는 추세다. 면역학적 연구 동향을 살펴보면 체액성 면역과 세포성 면역, 그리고 자연면역과의 상관성이 중요한 이슈로 대두되고 있다. 이렇게 자꾸 아토피 질환의 실체가 밝혀지면서 음양을 조절하는 한방과 면역을 조절하는 양방이 어느 지점에 이르러서는 조우하리라 관망할 수 있겠다.

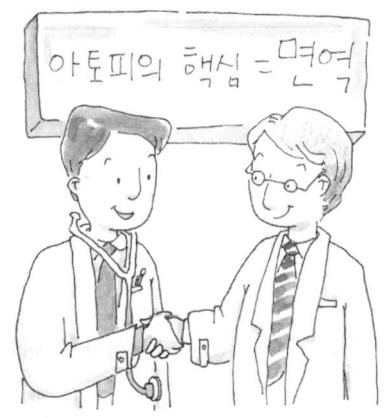

1) 음양한열을 조절할 수 있는 여러 방법들

한방에서는 아토피 피부염을 피부에 열독이 정체되어 나타나는 것으로 이해한다. 열독에서 오는 여러 질환들은 일단 그 열독을 풀어주어야 하는데, 열독을 해소하는 방법을 보면 한방만의 독특한 지혜를 엿볼 수 있다.

음양한열(陰陽寒熱)의 균형을 맞춤으로써 질환을 치료하는 방법을 구체적으로 완성한 학파가 있는데, 다름 아닌 금원4대가이다. 금원4대가라 함은 한방의 대표적인 치료법으로 화를 조절하는 주화파(主火波), 비위 기능을 중요시했던 보토파(補土波), 인체의 근원적인 음기를 중요시했던 자음파(滋陰波), 직접적으로 사기(邪氣 : 병균 등 각종 질병의 원인)를 공격하여 치료했던 공하파(攻下波)이다.

우리 나라에서는 조선 선조 때 허준의 '동의보감'을 비롯하여, 이제마 선생이 창시한 '사상체질의학'에 의한 치료법이 널리 사용되었다. 이러한 여러 학파의 이론과 체질의학 등은 이미 수천 년 전에 완성되었던 음양오행론에 뿌리를 두고 있는 방법론이라 어느 것이 더 옳고 그르다고 섣불리 판단할 수 없고, 모두 수용하고 이해해야 할 이론들이다.

임상병리학의 경전이라고 할 수 있는 '상한론(傷寒論)'을 비롯하여 허준의 '동의보감', 청대의 '의종금감', 이제마의 '동의수세보원'에 이르기까지 일관되게 다루어져 왔던 것은 음양한열을 조절하는 여러 가지 방식이었다. 간략하게 소개해 보면 다음과 같다.

① 발한법(發汗法)

땀을 내어 질병을 치료하는 방식. 주로 외부 바이러스에 의한 감기나 피부 질환 등에 주로 응용된다.

가. 땀을 내어 양기(陽氣)를 보충하는 방법

인체의 순환 기능이 떨어져서 기관지나 피부의 양기가 부족한 체질이나 그러한 상태의 사람에게 적용된다. 처방으로는 계지, 곽향 같은 맵고 따뜻한 성질의 약물로 땀을 살짝 내어서 피부의 음양한열을 조절한다. 주로 소음인에게 많이 적용되는 방법이다.

나. 땀을 내어 음기(陰氣)를 보충하는 방법

땀구멍을 열어 땀을 냄으로써 피부에 충만해 있던 열을 발산시키면서 체액이 건조해지지 않도록 하는 방법이다. 박하나 형계 같은 매운 성질의 약재는 땀을 내면서도 서늘하게 하는 효과가 있어서 피부의 열을 식히면서 체액을 보존하기 때문에 피부를 윤택하게 한다.

다. 노폐물(습기)을 제거하여 이종단백이나 독소를 방출하는 효과가 있다.

피부는 인체 중에서 가장 넓은 면적을 차지하는 장기로 외부 항원에도 가장 많이 노출되는 반면 노폐물의 배출 능력도 대단히 뛰어나다. 뚱뚱하고 습(濕)이 많은 체질의 태음인에게 땀을 내게 하는 방법으로는 온천이나 사우나 요법을 권하는데, 이때 갈근과 마황을 주로 사용한다.

이처럼 같은 발한(發汗)이라고 해도 체질과 사용하는 약물의 성격에 따라서 그 효능과 목표가 다르다. 소음인이 땀을 너무 많이 냈을 경우 몸이 차가워지고 심하면 소화 기능에까지 영향을 미칠 우려가 있다. 소양인이 땀을 지나치게 냈을 경우 체액이 건조해지고 내열로 인한 부작용이 발생할 수 있다. 반면에 태음인의 경우 땀을 내는 게 좋은데, 이는 태음인이 습과 내열이 많은 체질이기 때문이다.

발한법을 통해 음양한열을 조절할 때에는 체질적 특성과 피부의 음양 편차를 고려해야 한다.

② 내부의 열을 끄는 방법

조열(燥熱 : 뜨거워서 건조해진 상태)을 풀기 위해 차가운 약을 쓴다.

한방에서는 인체의 안과 밖에 있어서 음양과 한열의 균형을 중요시 하였다. 이 경우는 내부의 열, 즉 내부장기의 열이 문제가 되어 아토피가 생기는 경우이다. 그래서 다음의 체질 경향성에 따라 내부의 열을 풀어서 음양의 균형을 맞추어 아토피를 치료하는 방식이다.

◎-소양인 : 내부의 열을 직접 내리기 위해 얼음물을 채워 넣듯, 석고·황련·생지황 같은 차가운 약을 사용한다.

◎-태양인 : 모과·오가피·포도뿌리·키위(참다래) 등을 사용하여, 태양에 그늘을 드리우듯 서늘하게 해주어 열독을 풀어준다.

◎-태음인 : 율무·대황·황금 등을 써서 노폐물[濕痰]을 제거하여 눅눅한 열독을 푼다. 특히 태음인은 땀과 대변을 통하여 열독을 푸는 게 좋다. 사우나를 하거나 설사를 유도하는 방법도 무방하다.

◎-소음인 : 소음인의 경우 냉기(冷氣)로 인해 생긴 허열이 특징이다. 같은 아토피 피부염이라고 해도 소음인에게 생긴 열독은 몸이 냉하고 말초신경까지 순환이 되지 않아서 생긴 '가짜열', 즉 허열(虛熱)인 것이다. 그러므로 무엇보다도 몸을 따뜻하게 하고 순환을 도와주면 피부 열독 현상은 자연스럽게 풀리는데, 이때 쓰는 약으로는 백출·건강·인삼 등을 들 수 있다.

③ 소변으로 열을 푸는 방법

한방에서 열을 내리는 방법은 무척 다양한데, 모두 자연의 이치를 이용한 것들이라 재미있는 한편 저절로 고개가 끄덕여진다.

한창 자라나는 아이들은 코피를 흘리는 경우가 자주 있는데, 이것은 성장기에 자연스럽게 생기는 성장열의 한 현상으로 열이 위로 터진 것이다. 그래서 옛날 어른들은 아이들이 코피를 흘리면 '열 터졌다'라고 표현했다. 또 피로가 쌓였을 때도 코피가 나는데 이것은 피로로 생긴 열이 터져서 나오는 것이다.

그러므로 성장기 때의 코피는 아주 심하지 않다면 크게 우려할 게 없고, 오히려 열이 터져서 해열이 된 것이라고 이해할 수 있다.

만약 이 코피를 막으려고 코를 레이저로 지져서 그 열을 인위적으로 막아버린다면 눈이 충혈되거나 시력이 떨어지고 심하면 뇌에 영향을 주어 집중력이 떨어질 수 있다.

한편 소변으로 열을 푸는 방법은 대변으로 열을 푸는 것과는 차이가 있다. 소변으로 열을 내리는 방법은 비교적 마르고 체액이 부족한 사람, 특히 열이 많은 소양인에게 좋다. 이때 쓰는 게 저령차전자탕(猪苓車前子湯)인데, 차전자는 질경이 씨앗으로 이뇨작용과 함께 진액을 보충하는 효과도 있어서 체액의 소모 없이 부드럽게 열을 풀어준다.

이뇨작용을 도와 소변으로 열을 내린다는 점은 같지만 체질에 따라 처방이 다르다. 소양인에게는 백복령(소나무에 기생하는 균류)을 사용하는데, 이것은 노폐물을 배설하면서 기의 운행을 돕고 양기를 보충해 주는 효과가 있다. 말하자면 몸을 데우면서 순환을 촉진시켜 소변으로 노폐물을 배출시키는 것이다.

④ 대변으로 열을 푸는 방법

아이들이 경기를 하거나 노인이 고혈압으로 중풍을 앓을 때, 대변이 막혀 열이 오르게 되면 출혈이 심해질 수 있다. 이 경우 먼저 관장을 시켜 대변을 유도하면 경기하던 아이는 열이 내려가면서 금방 깨어나고, 중풍환자는 출혈을 멈추고 혈압이 안정되는 경향을 보인다. 이것이 바로 대변을 통해 열을 내리는 간단한 예이다.

대변으로 열을 내리는 방법은 주로 체력이 좋고 다혈질인 태음인에게 쓴다.

　열다한소탕(熱多寒少湯)이 대표적인 처방이다. 이 처방은 대변으로 열을 풀어 음양한열을 조절하는 외에도 독소와 노폐물을 배출하는 효과가 있어서 음식독이나 체내에 축적된 이상단백질로 인해 생긴 알레르기 반응을 줄이는 데에도 간접적인 효과를 거둘 수 있다.

　그러나 조심해야 될 것은 너무 오래 복용할 경우 정기를 손상할 수 있으며, 마른 사람에게 적용할 경우 체액이 손상될 수 있으므로 경계해야 한다.

　⑤ 자음법(滋陰法)

　자음법은 일종의 영양제 주사에 비유할 수 있다. 주로 선천적으로 양기(陽氣)보다 음기(陰氣)가 적은 양인에게 처방한다. 또 오랜 기간 병을 앓아 체액의 손상이 심한 사람에게는 직접적으로 체액을 보충해 주는 치료법이다.

　한방에는 피가 부족한 '혈허'와 선천적으로 음기가 모자란다고 하는 '음허' 개념이 있다. 혈허는 살이 빠져서 마른 경우에 해당되고, 음허는 근골이나 내부 장기의 선천적인 부분의 진액이 모자라는 경우를 말한다.

　혈허에는 대표적인 처방이 사물탕인데, 보혈의 효능이 있어 여성에게는 성약(聖藥)으로 통한다. 음허에는 육미지황탕이 대표적인 처방이다. 육미지황탕에는 근육과 뼈를 튼튼하게 하는 효능이 있을 뿐만 아니라 남자의 정력을 보충해 주는 정력제 역할도 한다.

또 혈허가 원인이 되어 가려움과 열 증상이 있는 아토피 환자에게는 양혈사물탕(凉血四物湯)이라는 처방을 쓰는데, 이 처방은 피를 맑게 하며, 보충해 주는 효과가 있다. 그리고 음허가 원인이 되어 아토피 증상이 생겼을 경우 보음사화탕(補陰瀉火湯)을 쓰면 효과를 볼 수 있다.

이와 같이 자음법은 혈액과 골수에 영양을 보충하면서 뜨거워진 혈액이나 피부 조직을 서늘하게 하고 건조해진 피부 상태를 윤택하게 해주는 치료법이다.

⑥ 따뜻하게 해서 허열을 푼다.

몸이 차고 기력이 부족한 체질은 소화가 잘 안 되고, 아이스크림이나 차가운 과일을 먹으면 배탈이 잘 나는 경향이 있다. 이런 체질은 소음인에게 많은데 오행 체질에서 보자면 형상적으로 사마귀처럼 길고 마른 체형, 얼굴이 창백하고 옆구리가 긴 사람에게 나타나는 증상이다.

이런 체질에는 속을 데워 혈액 순환을 돕고, 비위 기능을 따뜻하게 하는 약재들을 사용하는데, 이것은 전반적으로 떨어진 음양한열의 균형을 맞추기 위한 처방이다. 여기에 쓰이는 약재로는 인삼·백복령·백출·감초 등이 있는데, 이것들은 한방에서 기를 돋우는 대표적인 처방으로 '사군자탕(四君子湯)'이라고 한다. 이 네 가지는 인체 원기와 비위 기능을 도와주기 때문에 양이 허한 한성(寒

性) 체질의 사람에게 음양한열을 조절해 주는 대표적인 처방이다.

사상에서는 소음인 처방으로 향사양위탕, 보중익기탕 등이 여기에 해당되는데, 속이 차서 피부에 허열이 생긴 경우에는 속을 따뜻하게 데워서 허열을 푸는 처방을 사용한다.

똑같이 열의 특징을 가진 현상이라고 하더라도 진짜 열과 속이 냉해서 생긴 허열(가짜 열)을 치료하는 방법이 극명하게 달랐다. 체질에 따라 열을 해결하는 방식이 달랐기 때문이다. 몸에 열이 나서 뜨겁다고 해서 그 열을 찬물로 내려서는 안 된다. 먼저 그 사람의 경향성과 체질을 보고 그 열이 진짜 열인지, 가짜 열인지를 감별하여 치료하는 것이 한방만의 독특한 방법론이라 하겠다.

양방에서는 열상을 띤 피부염은 무조건 항생제나 소염제, 항히스타민제와 같은 약물로 치료하는 것과는 사뭇 다르다. 질환을 이해하고 치료하는 방법에 있어 한방과 양방의 차이점이라고 볼 수 있다.

⑦ 혈액을 시원하게

한방에서는 혈액 내에 생긴 노폐물이나 독소를 '어혈'이라고 표현한 반면 혈액 외 체액에서 생긴 노폐물(비정상적인 체액)을 '담음'이라고 한다. 어혈이 생기면 혈액 내의 저항 때문에 열이 발생하는데, 이것을 '혈열'이라고 한다. 병이 생기는 것도 혈액 내에 열이 생겼기 때문이다.

아토피 피부염에서도 혈열로 인한 피부 증상을 볼 수 있다. 피부가 어둡고 붉게 충혈되거나, 갈색 진물이 나오고, 평소 코피를 자주 흘리거나 변비가 심한 경우가 있다.

'동의보감'의 〈혈문〉에 보면 양혈지황탕이라는 처방이 있는데, 피가 뜨거운 체질이 아토피 피부염을 앓는 경우에 효과가 있다. '양혈'은 피를 서늘하게 한다는 의미인데, 생지황이 주성분으로 들어갔기 때문에 양혈지황탕이라고 명명한 것이다. 혈액을 시원하고 맑게 하는 양혈법이 열을 풀어서 음양한열을 조절하는 방법으로도 사용되는 것이다.

> 생지황 : 생지황은 피를 서늘하고 맑게 하는 데 최고의 명약으로 꼽는다. 또한 혈열로 인한 자궁출혈, 피부 건조증, 노화 방지, 코피를 지혈하는 데에도 효과가 있다. 뿐만 아니라 여성에게는 보혈 효과가 있는 반면, 남자에게는 정력제가 되기도 한다.

⑧ 담음(체내 노폐물), 식적(음식독)을 풀어서 부패를 방지하고 열을 막는다.

나는 어렸을 때 한번씩 체하면 배가 아프고 머리가 깨질 듯 아프면서 가벼운 몸살 기운을 앓곤 했다. 아이들이 체해서 열이 나고 심하면 경기를 하는 현상이 바로 음식독(식적)이나 체내 노폐물(담음)의 저항으로 열이 나는 경우다.

방부제나 인공감미료, 색소 첨가제가 든 음식뿐 아니라 인스턴트식품, 수입 식품 등이 주위에 얼마나 많은가. 말하자면 우리는 담음과 식적이라는 엄청난 항원에 시달리고 있는 셈이다. 여기에 스트레스로 인한 피로에 우리 몸은 지친다. 건강을 위해서라도 소식(小食), 유기농 채소, 절제된 생활이 절실하게 요구되지만 총체적인 식생활 문화가 바뀌기 전에는 요원한 문제다.

어쨌거나 담음과 식적은 우리 몸의 면역계를 더욱 혼란시키는 주범이 아닐 수 없다. 한방에서는 맥아[麥芽, 질금]·산사(山査)·신곡(神麯) 등을 소도지제(消導之製 : 소화와 분해를 촉진시키는 약)라 하여 담음과 식적을 해결하는 약물로 이용해 왔다.

맥아는 식혜를 만들 때 필요한 주재료인데 엄마 젖을 삭히는 효능이 있다. 산사는 중국에 가면 길거리에서도 흔하게 볼 수 있는 열매로, 중국사람들은 과자처럼 먹는다. 특히 산사는 중성 지방을 분해하는 능력이 탁월해서 지방간에 특효가 있다. 중국은 돼지기름을 많이 사용하여 요리하기 때문에 기름 분해 효능이 탁월한 산사가 널리 쓰이는 것이다. 신곡은 된장·고추장·막걸리 등을 발효시킬 때 쓰일 뿐만 아니라 소화 기능을 돕는 약물 역할도 한다.

이러한 약물들은 식적(노폐물)과 함께 인체에 불필요한 열을 해소해 줄 수 있다. 말하자면 아토피 피부염의 원인인 이종단백을 직접적으로 해결하여 열을 조절하는 방식이다.

그 다음으로 담음(痰飮, 체내 불필요한 체액)에 쓰는 약물들 가운데 반하(半夏)는 기침·가래·담에 결렸을 때 필수적으로 사용한다. 반하는 척박한 모래땅에서 자라는데, 손톱만큼이라도 생으로 그냥 삼키면 목구멍이 당장 헐고 충혈이 될 만큼 가래나 불필요한 체액을 제거하는 데 효과가 탁월하다.

또 음식을 과잉 섭취하거나 이종단백 물질, 독소, 대사장애, 면역세포 찌꺼기, 노화된 세포 등으로 인해서 생긴 이물질과 노폐물들을 깨끗하게 해주는 효과가 있다. 살이 찌고 습이 많은 체질에는 다량 사용해도 무방하나 마르고 체액이 부족한 사람, 소양인, 태양인 체질의 경우 신중하게 사용해야 한다.

⑨ 기가 막혀서 생긴 울열(鬱熱)을 해결하는 방법
"허참, 기가 막혀서…."
어처구니없는 일을 당하거나 스트레스가 쌓이면 얼굴이 상기되면서 저절로 내뱉는 말이다. 이렇게 화가 나서 얼굴이 붉게 변하는 것을 한방에서는 기(氣)가 울체(鬱滯)되어서 열이 발생했다고 보는 반면, 양방에서는 내분비계의 불균형과 교감신경의 항진 때문이라고 말한다. 표현의 차이가 있긴 하지만 어쨌거나 같은 맥락이다.

오랫동안 스트레스에 시달리고, 수면 부족에다 좋지 않은 환경에서 지내다보면 기가 울체되어 몸 안에 울열이 생기게 된다. 이 경우 한방에서는 가슴의 기를 풀어서 운행시키는 방식으로 열을 다스린다.

이럴 때 기를 풀기 위해 사용하는 것이 향부자(香附子)다.

향부자는 맑은 시냇물에 2~3일 동안 담가두었다가 말려서 쓰는데, 특히 여자들에게 명약이다. 스트레스로 인한 생리불순이나 생리통이 생겼을 때, 말하자면 기가 울(鬱)해서 자궁 질환이나 가슴에 답답한 증상이 생겼을 때 향부자를 쓰면 신통하게 잘 듣는다.

향부자는 이렇듯 뭉쳐 있는 기를 풀어주는 역할을 하는데, 이것을 한방에서는 행기(行氣)라고 표현한다. 행기란, 글자 그대로 풀이하자면 '기(氣)를 가게 한다'는 뜻이다. 일단 막혔던 기가 풀리면 비뇨 생식기 계통의 혈액 대사가 원활해지고 호르몬 대사도 안정을 찾는다. 아토피에서도 기의 운행 장애로 인해 열 대사의 이상이 나타날 경우 행기를 시켜 열을 풀어주는 처방을 병행하면 좋은 효과를 거둘 수 있다.

아토피 피부염 Q & A

Q 아토피 피부염은 나이가 들면 저절로 낫는 병인가요?

A 예전에는 태열을 '걸으면 낫는 병' '땅을 밟게 되면 낫는 병' '학교 가면 낫는 병'이라고 했고, 그래도 낫지 않으면 '생리를 하면 낫는 병'이라고 표현했습니다. 즉, 나이가 들면 저절로 낫는 병으로 인식했지요. 실제로 태열이 성인이 될 때까지 진행되는 경우는 거의 드물었습니다. 하지만 시대와 환경이 바뀌면서 아토피 피부염의 양상도 변해가고 있습니다. 즉 음식환경, 의료환경의 변화와, 환경오염이 심해지면서 아토피 피부염은 더 이상 유아기에만 발병하는 병이 아니게 되었지요. 실제 진료를 하다 보면 태열에서 소아 아토피 피부염으로, 다시 성인 아토피 피부염으로 진행되는 경우가 많습니다. 또 어릴 때는 아토피 피부염 소견이 전혀 없다가 청소년 시기나 성인이 되어서 갑자기 발병하는 경우도 꽤 많

습니다. 요약하면 아토피 피부염은 이제 더 이상 저절로 낫는 병이 아니며, 적극적으로 치료해야 할 질환이라는 사실입니다.

Q 아토피 피부염은 재발되지 않나요?

A 아토피 피부염은 만성적으로 재발하는 경향이 있는 질환입니다. 한방으로 치료를 했다고 해도, 이후에 생활관리를 소홀히 한다면 얼마든지 재발할 소지가 있습니다. 하지만 재발하는 빈도가 낮고, 재발한다고 해도 증상이 약하고, 치료 기간도 전보다 훨씬 줄어듭니다. 특히 소아의 경우에는 생활관리만 잘 해주면 거의 재발하지 않고 치료할 수 있습니다.

하지만 전제되어야 할 부분이 생활관리입니다. 생활관리에서 가장 중요한 것은 첫째 해열제, 항생제 등의 약물 오남용을 하지 않아야 하고, 둘째 인스턴트 식품을 최대한 섭취하지 말아야 합니다. 그리고 불필요한 예방접종 역시 주의해야 될 사항입니다.

Q 음식을 가려먹으면 아이들의 영양이 부족하지 않을까요?

A 지금 40대만 해도 보릿고개를 경험한 사람들이 많습니다. 그만큼 옛날에는 먹을 게 부족했고, 영양 부족으로 오는 질병도 많았습니다. 하지만 지금은 영양이 부족한 경우는 거의 없습니다. 어딜 가나 손쉽게 음식을 구할 수 있고, 고지방 고단백식을 접할 기회가 많지요. 따라서 영양이 부족해서 아토피 피부염이 오는 경우는 없다고 해도 과언이 아닙니다. 오히려 과도한 영양, 육식 위주의 불

균형 식단에서 아토피 피부염이 유발된다고 보면 맞습니다.

아토피 피부염의 음식 금기는 이러한 불균형 상태를 해소하기 위한 것입니다. 고지방 고단백식과 인스턴트 음식에 많이 첨가되어 있는 방부제, 색소첨가제, 인공감미료 등을 제한하여 균형 잡힌 식단으로 바꿔야 합니다. 따라서 영양 부족에 대해서는 지나치게 걱정하지 않아도 됩니다.

Q 알레르기 테스트에 검출된 것만 피하면 되나요?

A 알레르기 테스트라고 하면 피부 검사나 혈액 검사를 통해서 알레르기를 일으키는 인자를 찾아내는 것을 말합니다. 단순 알레르기인 경우에는 이러한 방법이 도움이 될 수 있습니다. 하지만 아토피의 경우에는 이러한 테스트 결과와 실제 상황이 일치하지 않는 경우가 종종 있습니다. 왜냐하면 알레르기 테스트는 면역세포 중에서 항체 면역을 담당하는 특이 IgE와의 반응성을 알아보는 것이기 때문입니다. 그러나 아토피 피부염의 면역학적인 불균형은 다양하고 복잡하여 특이 IgE와의 반응성만으로는 부족합니다. 그러므로 어떤 특정 음식에 대해 심한 두드러기나 가려움증이 있었던 과거력을 세심하게 관찰하는 게 훨씬 더 중요합니다.

Q 환경이 좋은 곳으로 이사를 하면 아토피 피부염이 좋아질까요?

A 아토피를 악화시키는 요인 가운데 하나가 환경오염 물질인데, 조금 더 구체적으로 말하면 오염된 공기중에 있는 질소산화물

이 문제를 일으키는 것입니다. 일반적으로 활성산소가 질소와 결합한 과산화지질이 피부에서 항원으로 작용하여 가려움증을 유발하는 것입니다. 그래서 오염되지 않은 환경은 아토피 질환에 도움이 될 수 있습니다. 그러나 아토피가 팔다리 부위에 국한되거나 피부 증상 부위가 넓지 않은 경우에는 환경오염에 그다지 민감한 반응을 보이지 않습니다.

최근에 '환경이민' 이란 말이 나올 정도로 아토피에 대한 관심이 매우 높습니다만, 단순히 공기 좋고 물 좋은 곳만 찾아간다고 해서 아토피 질환이 치료되는 건 아닙니다. 식물 중에 열대성 식물과 한대성 식물이 있듯이 체질적인 특성에 따라서 좀더 좋은 환경이 있습니다. 예를 들어서 진물이 많이 나는 증상이 있는 사람은 바닷가나 하천 등 습기가 많은 곳으로 가면 더 악화될 것이고, 평소 몸이 차고 추위에 예민한 사람이나 소화기가 약하고 피부가 건조한 사람은 날씨가 차가운 산악지방으로 가면 더 나빠질 뿐입니다. 같은 지역으로 이사를 갔는데 증상이 좋아지는 사람과 더 심해지는 사람이 있더군요.

요약해 보면 환경이 좋은 곳으로 가서 호전되는 경우가 있습니다. 하지만 어떤 곳으로 가야 할지는 전문가와 상의하는 게 좋습니다.

Q 꿀, 인삼 등의 건강보조식품이 아토피 피부염에 도움을 주나요?

A 아토피 피부염 환자들 중 면역력이 떨어졌다고 꿀, 인삼 등

건강보조식품을 달고 사는 경우가 종종 있습니다. 보약은 인체의 기능이 저하된 경우에 건강 증진을 위해 쓰고 있습니다. 하지만 사람의 체질에 따라서 사용하는 보약도 각기 달라야 합니다. 자기에게 맞지 않는 보약을 먹었을 경우에는 오히려 얻는 것보다 잃는 것이 많기 때문입니다. 그러므로 일반적으로 시판되는 건강보조식품도 신중하게 선택해야 합니다. 두말할 것 없이 아토피 피부염의 경우에는 더욱 신중해야 합니다. 시중에 나와 있는 건강보조식품들은 대부분 따뜻하거나 뜨거운 성질을 가지고 있으므로, 자칫 증상이 더 심해지는 경우가 많습니다. 사람에 따라, 증상의 정도에 따라 보약을 사용해야 하고, 꼭 전문가의 판단에 따르는 것이 좋습니다.

제 4부
아토피 피부염의 한방 치료법

1. 양방과 한방 치료의 차이점

한방에서는 환자가 찾아오면 질환을 살피기에 앞서 먼저 사람을 본다. 병을 진단하는 데 있어 질환보다 먼저 사람을 보는 것은 양방과 비교해 보면 분명 차이가 있다. 뿐만 아니라 치료법에서도 차이가 난다. 양방에서는 병균을 제거하는 데 초점을 맞추지만 한방에서는 인체의 저항력을 기르는 데 비중을 둔다. 또한 양방이 병명을 전제로 시작하는 반면에 한방은 병명과 관계없이 먼저 증상을 살핀 다음 치료 방향을 결정한다.

한방에서는 증상에 앞서 사람의 개성을 판단하는데, 개성이란 바로 똑같은 오장육부를 가졌다고 하더라도 사람마다 그 허실이 다르고, 생리적 기능이 달리 발휘되기 때문이다. 이것을 사람의 개성, 즉 체질이라고 부른다.

다시 말해, 질환보다는 체질에 주목하고, 그 사람이 어떠한 상황

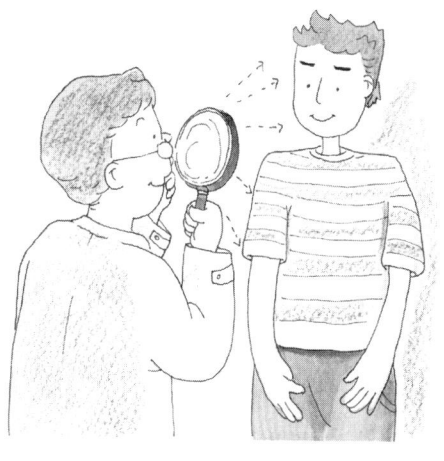

에 있는지부터 살피는 것이다. 왜냐하면 한방에서는 병을 앓게 된 원인을 밖에서 찾기보다 그 사람 안에서 찾기 때문이다. 이렇게 한방은 질병보다 체질을 우선 파악하는 것에서부터 시작하여 치료 방향을 정하기 때문에 '맞춤의학'의 성격을 갖게 되는 것이다.

사람의 생김새는 생각보다 많은 정보를 담고 있다. 몸이 말랐는지 뚱뚱한지, 혹은 키가 큰지 작은지, 또 추위를 잘 타는지 더위를 잘 타는지, 식사를 잘하는지 못하는지 등은 모두 치료를 위한 중요한 정보가 되는 것이다.

외적인 개성이 저마다 다르듯 면역학적인 개성도 천차만별이다. 이해를 돕기 위해 장기이식에 관한 사례를 보자. 간을 이식할 경우 먼저 조직형이 일치하는지 등을 알아보는 몇 가지 검사를 선행한다. 우선적으로 환자의 부모, 형제나 친인척들에게서 장기를 받는데, 이들이 환자의 면역계와 가장 유사하기 때문이다.

하지만 적합성 검사 결과 맞지 않는 경우가 많다. 가족과 친인척 중에서 면역체계가 같은 사람을 찾지 못할 경우 맞는 사람을 찾아야 하는데, 그야말로 모래 위에서 바늘 찾기만큼 어렵다. 그 정도로 사람마다 면역체계가 다 다르다는 이야기다.

설령 환자와 면역계가 같은 사람에게 기증을 받는 경우에도 환자의 면역계가 이식된 장기를 공격하는 부작용이 생기는 경우도 많다. 장기 이식은 미래 의학의 가능성을 열어주었지만 여러 가지 어려움이 산재해 있어 지금까지도 면역체계에 대한 연구가 계속 진행중이다.

이러한 '면역학적 개성'은 한방의 체질과 유사점이 많다. 한방에서는 이미 오래 전에 각자의 개성을 체질별로 분류하였다. 사람의 체질을 크게 양인(陽人)과 음인(陰人)으로 구분하고, 양인과 음인을 다시 음양으로 각각 나눈 것이 바로 우리가 알고 있는 사상체질론(四象體質論)이다.

사람의 체질을 네 가지로 분류하였기 때문에 흔히 사상체질이라고 하는데, 현재는 사상체질만이 아니라 64체질론까지 거론되고 있다. 한방은 사람의 개성을 중시하는 체질론을 바탕으로 한 것이라 이렇게 수많은 사람들의 공통점을 찾아 체질을 분류화할 수 있는 것이다.

알레르기나 아토피 피부염 치료에도 면역학적 개성이 적용되는데, 면역학적인 개성이란 크게 두 가지로 나눌 수 있다. IgE 타입과 IgE 타입이 아닌 경우이다. IgE 타입인 경우 치료 기간이 길고 치료도 어렵다. 예를 들자면 복숭아를 보기만 해도 두드러기가 오르는 경우가 여기에 속한다. 이 경우는 항원으로 작용하는 복숭아를 일단 피하는 것이 좋다.

IgE 타입이 아닌 경우는 소아형과 성인형으로 나눌 수 있다. 소아형은 면역학적으로 미성숙한 단계로 보는 게 통례이다. 이 경우는 완치가 가능하다. 미성숙한 면역체계는 곧 '변화'를 내포한 가능성이 있고 성장 과정에서 얼마든지 건강한 면역체계로 올바르게 성장 발달할 수 있기 때문이다.

우리는 수많은 바이러스와 공존한 채 살아가고 있다고 해도 과언이 아니다. 모두 바이러스에 노출된 채 살아가고 있는 것이다. 하지만 이상한 것은 어떤 사람은 감기에 걸리는데, 어떤 사람은 걸리지 않는다는 것이다. 이것은 그 사람이 얼마나 건강한 면역체계를 가졌느냐 하는 문제이다.

'감기 한 번 앓지 않을 만큼 건강하다'고 과시하는 사람도 있지만 그것이 결코 좋은 일만은 아니다. 진정으로 건강한 사람은 감기 기운이 있다 하더라도 하룻밤 푹 자고 일어나면 다음날 거뜬하게 일어나는 사람이고 이런 사람이야말로 건강한 면역체계를 갖고 있다고 할 수 있다.

건강한 면역이란 자연을 거스르지 않고 순응하는 것이다. 겪을 건 겪고, 치를 건 치러야 한다. 그래야 야무지고 튼튼하게 자랄 수 있다. 세상 누구도 아프지 않고 성장할 수는 없다. 설령 운이 좋아 아프지 않고 컸다면 한번 앓게 되었을 때 된통 앓아 누울 확률이 크다. 그래서 주위에서 보면 늘 잔병치레하며 골골거리던 사람이 감기 한번 안 앓았다고 자랑하던 사람보다 장수하는 일도 많지 않은가.

  법구경(法句經)에도 이런 말이 있다.

  "내 몸에 병 없기를 원하지 마라."

  몸에 병 한 가지 지니고 사는 게 달리 보면 복(福)일 수도 있다. 건강에 자신이 없거나 지병이 한 가지라도 있으면 늘 자기 몸을 관리하고 매사에 조심하기 때문이다.

2. 한방은 맞춤 의학

 암처럼 큰 병도 아니면서 잘 낫지 않고 오래 끄는 피부병은 환자를 여간 고통스럽게 하는 게 아니다. 가뜩이나 '빨리빨리'로 대변되는 속도에 길들여진 사람들이라 치료 과정에서 겪는 스트레스가 이만 저만이 아니다. 환자는 말할 것도 없고 가족들조차 지긋지긋해한다.
 양방과 달리 한방에서는 모든 질환을 환자 각자의 체질에 맞춰서 치료하는데, 피부 질환의 경우에도 체질에 따라 치료 방법을 달리한다.

 아토피 환자의 피부는 기온 변화에 유난히 민감하다. 온도 변화에 스스로 적응할 수 없기 때문이다. 그래서 더위와 추위를 쉽게 느낀다. 따라서 피부와 내부 장기의 차고 더운 한열(寒熱) 기운을 균형있게 해주는 것이 무엇보다 중요하다. 말하자면 피부 스스로 본래의 생기와 건강함을 되찾아 편안하게 호흡할 수 있도록 도와주는 것이다. 이렇듯 한방에서는 피부질환의 현재 상태에 따라서 약물을 선택하여 치료하는데, 음양허실의 경향에 따라 치료하는 전통 한방의 방식과 사상체질적 관점에서 음양의 균형을 맞추면서 치료하는 방식이 있다.

아토피 피부염의 치료는 주로 동의보감이나 의종금감(중국 청나라 시대의 한방 저서)의 처방이 유효한 것이 많은데, 이 처방들은 전통 한방의 방식으로 감별하여 치료하는 것이다.

사상체질은 이제마가 '동의수세보원'을 1900년대 저술함으로써 완성된 이론으로 인체는 태어날 때부터 음양허실이 결정되어 있다는 음양허실결정론으로 명쾌한 처방들을 응용하고 있다. 그만큼 체질판별의 정확성이 요구된다고 보겠다.

여기서는 피부의 상태에 따른 유형별로 혈열형, 혈조형, 한습형, 허한형으로 분류하여 설명하고, 음양허실의 상황에 따른 치료법과 사상체질별 치료법을 소개하고자 한다.

그러나 이런 분류법, 치료법과 처방들은 전문가의 정확한 진단에 의해 행해져야 한다. 왜냐하면 지금 소개하는 처방들은 대표적인 사례에 불과한 것이고 아울러 검토해야 할 복잡한 사항들이 많기 때문이다.

① 혈열형(血熱型) : 혈액에 열독이 심한 경우

피부염 증상이 나타나는 속도가 빠르고, 피부가 붉게 충혈이 되며 가려움증이 매우 심해서 긁은 부위에 진물이 흐른다. 이 증상을 보이는 환자들은 대개 더운 것을 싫어하고, 찬물을 많이 마시며, 변비 증상이 있다.

◎-치료법 : 혈열형의 경우에는 몸 속의 열이 피부에까지 전달되어서 몸 전체의 열이 매우 높은 상태이다. 때문에 몸 안의 열과 피부에 있는 열을 같이 치료해야 한다.

◎-처방 : 통치방으로는 '서각지황탕'을 쓴다. 피부 자체에 열과 염증이 있는 상태라 연고제는 오히려 피부의 열을 높일 수 있기 때문에 외용제보다는 염증 부위를 씻어내는 약을 사용한다. 생지황, 현삼, 석고, 지모, 황금 등을 특수 추출한 '황연해독탕'으로 환부를 1일 5~8회 정도 씻어주면 효과가 빠르다.

ⓐ 음인(陰人) : 가미 방통산을 주로 응용. 원기와 소화력을 도우면서 혈액의 열독을 푼다.

ⓑ 양인(陽人) : 온청음을 주로 응용. 혈액을 맑게 하고 보혈하면서 소염 작용을 한다.

ⓒ 소양인 : 양독백호탕, 양격산화탕

ⓓ 태음인 : 열다한소탕

ⓔ 소음인 : 곽향정기산

ⓕ 태양인 : 오가피장척탕

② 혈조형(血燥型) : 피부의 건조함이 심한 경우

발병한 뒤 시간이 경과하면 진물이 어느 정도 가라앉고 붉은색도 진정된다. 그러나 혈열형의 경우보다 피부가 건조한 상태다. 가려움증도 여전해서 긁으면 진물은 나오지 않지만 피부 조직이 파괴되어 갈라지면서 인설이 일어나고 상처 주위에 부스럼딱지가 형성된다.

◎-치료법 : 이 경우에는 몸 속의 열과 피부의 열이 어느 정도 진정되었으나 영양 공급이 원활하지 않은 상황이다. 따라서 혈액을 맑게 해주면서 열독을 풀어주어야 한다.

◎-처방 : 통치방으로는 몸의 윤기를 더해주는 '단삼보혈탕'을 쓰고, 외용약으로는 보습 기능이 있는 알로에, 소합유, 감초유와 특수추출한 '지양고'를 혼합하여 만든 '지양산'을 환부에 발라주면 효과가 빠르다.

ⓐ 음인(陰人) : 팔물탕을 주로 응용. 원기를 도와 혈액순환을 촉진시켜 피부의 윤택함을 도모한다.

ⓑ 양인(陽人) : 보음사화탕, 생혈윤부음을 주로 응용. 혈액을 맑히고 피부를 윤택하게 하는 처방.

ⓒ 소양인 : 형방사백산

ⓓ 태음인 : 갈근해기탕

ⓔ 소음인 : 보중익기탕

③ 한습형(寒濕型) : 피부가 차고 습한 경우

몸이 차가운데 아토피 피부염이 생기는 경우로 신선한 혈액과 영양이 피부에까지 도달하지 못하여 피부의 신진대사가 잘 이루어지지 않았을 때 나타난다. 평소에 소화기 질환을 앓고 있는 경우가 많고, 추위를 잘 타는 체질이다. 가려움증이 있어서 긁으면 진물이 나오기는 하지만 피부 자체가 붉게 충혈되지는 않는다. 오히려 피부색이 어둡고 칙칙한 편이다.

◎-치료법 : 몸 안을 따뜻하게 해주면서 소화 기능을 도와주고 체내의 영양과 혈액을 충분하게 공급해 준다. 그리고 피부 가려움증과 진물을 없애주는 방법을 사용한다.

◎-처방 : 통치방으로는 '제습위령탕' 을 연교, 박하유, 용뇌, 해표초 등을 특수 추출한 외용약으로 환부를 씻어준다.

ⓐ 음인(陰人) : 가미불환금정기산을 주로 응용. 습을 제거하면서 피부를 따뜻하게 한다.

ⓑ 양인(陽人) : 가미소요산을 써서, 맺혀있는 열독을 풀고 혈액의 상태와 순환을 돕는다

ⓒ 소양인 : 형방지황탕

ⓓ 태음인 : 조위승청탕

ⓔ 소음인 : 곽향정기산

ⓕ 태양인 : 미후등식장탕

④ 허한형(虛寒型) : 피부의 순환장애로 차고 건조한 경우.

소화 기능이 약하고 추위에 민감하다. 몸도 차갑고 피부의 영양 상태도 매우 부실하다. 피부색은 창백하고 심한 건조증을 보이며 윤기도 부족하다. 가려움증은 있으나 발작적으로 나타나지 않는 반면 추위에 민감하여 공기가 차가워지면 가려움증이 나타난다. 소아의 경우에는 자주 피로함을 호소한다. 심하게 건조한 피부는 조금만 긁어도 피가 나지만 염증은 심하지 않은 반면 상처가 날 경우 쉽게 아물지 않는다.

◎-치료법 : 무엇보다도 몸의 전체적인 영양과 충분한 혈액을 공급해 주는 것이 중요하다. 몸의 영양 상태가 호전되면서 일시적으로 가려움증이 심해지는데, 이는 피부에 윤기가 생기면서 잠시 나타나는 증상으로 곧 나아진다.

◎-처방 : 통치방으로는 보중익기탕과 황연해독탕을 합해서 사용한다. 외용약으로는 건조한 피부에 윤기를 주면서 따뜻하게 해 주는 것들을 주로 쓴다. 호마유, 피마자유, 흑지마유에서 특수 추출한 '삼출고'를 사용한다.

ⓐ 음인(陰人) : 팔물탕과 계지탕을 혼합해서 피부의 순환과 세포활력을 불어넣는다.

ⓑ 양인(陽人) : 육미지황탕과 패독산을 합해서 주로 응용한다. 피부세포의 체액을 회복시켜주어 어둡고 칙칙한 피부색의 변화와 활력을 도모한다.

ⓒ 소양인 : 독활지황탕

ⓓ 태음인 : 보폐탕, 조리폐원탕
ⓔ 소음인 : 향부자팔물군자탕
ⓕ 태양인 : 미후등식장탕

3. 아토피 피부염의 3대 한방 외치법

1) 증상 따라 바르는 외용제

아토피 피부염은 피부의 자연면역과 방어 기능이 약해졌기 때문에 생기는 질환이다. 그래서 환경오염 물질, 집먼지 진드기, 꽃가루 등과 같이 공기중에 포함된 항원에 대해서 매우 민감하게 반응한다. 오염된 환경에 노출되거나 환경이 달라지면 피부의 가려움증이 심해진다. 가려움을 참을 수 없으니 긁게 되는데 그러면 피부의 각질층이 쉽게 파괴된다.

아토피 피부염은 이렇게 약화된 피부면역력을 강화시킴과 동시에 가려움증을 해소시켜야 한다. 치료 방법에 있어서 피부 외용제는 매우 중요한 부분이다. 서양의학에서 가장 일반적으로 쓰이는 외용제는 스테로이드가 포함된 연고제들인데, 이 연고를 장기간 사용하게 될 경우 부작용이 많다.

하지만 한방 외용제는 순수 생약만을 사용해서 만들기 때문에 부작용이 없고 안전하다. 아토피성 피부의 치료를 위해 개발된 한방 외용제에 대해 좀더 자세히 살펴보자.

아토피 피부염의 증상은 크게 두 종류가 있는데, 진물이 흐르는 경우와 건조하고 각질이 단단해진 경우이다. 이 두 가지 증상은 환자의 피부 상태에 따라 나타나는 것으로 둘다 피부에 열독이 정체되어 있다는 점에서는 동일하다.

한방 외용제 사용의 대원칙은 건대건(乾對乾), 습대습(濕對濕)이라는 원칙을 반드시 지켜야 한다는 것이다. 다시 말해 진물이 나는 경우는 열이 심해서 나타나는 것이므로 피부에 있는 열독을 밖으로 쉽게 배출되도록 연고보다는 환부를 씻어주는 약을 써야 하고 반면에 피부가 건조한 경우에는 피부의 윤기를 도와주면서 시원하게 해줄 수 있는 연고제를 써야 한다. 단 사용시에는 환자의 피부 타입과 상태를 종합적으로 진단하여 선택적으로 사용한다.

① 지양고(止痒膏)

피부외용제 중에서 가장 일반적으로 사용하는 것이 바로 연고제이다. 아토피 피부염의 경우에는 피부의 면역기능이 혼돈되어 있고, 가장 중요한 자연면역기능이 약해져 있기 때문에 외부로부터 들어오는 항원을 방어하지 못한다. 그래서 공기중에 들어있는 미세한 항원들에 매우 민감하게 반응하여 가려움증이 심해지는 것이다. 그러므로 아토피 외용제는 약해진 자연면역기능을 활성화 시켜주어 외부로부터 유입되는 항원을 방어하여 가려움증을 줄여주는 역할을 한다. 지양고는 본원에서 독자적으로 개발한 외용제로 순수 생약만을 특수 추출하여 호마유, 알로에, 바셀린 등과 혼합하여 만든 연고이다.

가. 지양고 I 타입

열증상이 심해서 피부가 뜨거워진 상태를 개선하기 위해 개발되었다. 피부를 시원하게 하면서 맑게 해주고 윤기를 더해준다. 체격이 뚱뚱하고 평소 열이 많고 땀을 많이 흘리는 체질의 환자에게 주로 쓴다.

나. 지양고 II 타입

건조한 피부 타입을 위해서 만들어졌다. 일반적으로 차고 건조한 가을철과 겨울철에 피부 보습을 돕는 기능이 있으며, 수분 증발을 방지하는 효능이 있다. 임상적으로 마르고 추위를 잘 타는 체질의 사람과 피부가 건조하고 각질이 많은 경우 사용한다.

다. 지양고 III 타입

지양고 I, II의 중간 타입으로 아토피 피부염 한방 치료 초기에 가장 많이 사용하는 타입이다. 왜냐하면 환자 스스로 보습제나 외용 연고제를 쓰고 있었기 때문에 환자의 피부 상태를 분명하게 파악하기 힘들기 때문이다.

② 지양액(止痒液)

지양액(스프레이)은 습대습의 원칙에 근거하여 석고, 활석, 치자, 방풍, 곽향, 어성초, 지실, 권백 등의 한약을 증류, 추출하여 스프레이 방식으로 만든 것이다. 피부에 진물이 날 때 외용연고제를 사용하면 피부에 있는 땀구멍을 막아서 열독이 밖으로 빠져나가지 못해 오히려 치료를 지연시키거나 악화시킬 수 있으므로 그런 경우에 사용한다.

가. 스프레이 I 타입

진물이 얼굴과 머리 부위에 나는 영아들의 경우에 쓴다. 사실 얼굴 피부는 인체 피부 중에서 가장 강한 피부다. 왜냐하면 차가운 눈보라와 따가운 햇빛을 견뎌내는 피부이기 때문이다. 그래서 얼굴 피부는 웬만해서는 트러블이 나타나지 않는다. 그렇지만 한번 트러블이 생기면 다른 부위의 피부 치료보다 훨씬 힘들다. 그래서 얼굴에 사용하는 외용제는 항상 신중을 기해야 된다. 스프레이 I 타입은 얼굴 피부에 진물이 나는 경우에 사용한다.

나. 스프레이 II 타입

아토피 피부는 자연면역과 피부의 방어기능이 약화되어 있기 때문에 바이러스나 세균들에 의해 쉽게 감염 증상이 나타난다. 그래서 피부에 진물이 나거나, 수포성 발진 등이 생길 경우에는 피부에 있는 세균, 바이러스, 항원을 깨끗하고 청결하게 해주는 것이 중요하다. 스프레이 II 타입은 피부에 묻어 있는 항원들을 제거해 주고 소독해 주는 효과가 있다.

③ 지양산(止痒散)과 샌드베스 요법

아토피 피부염이 있는 피부는 환경오염 물질과 이종단백 등에 의해 과산화지질이 혈액과 피부에 침착되어 있다. 이러한 피부는 보습 기능이 저하되어 있을 뿐 아니라 가려워서 긁을 경우 2차 감염으로 이어지면서 비후화, 태선화되기도 한다. 그러므로 우선적으로 피부에 침착되어 있는 환경오염 물질과 황사 같은 항원을 제거해 주어야 한다. 피부의 보습 기능을 높여주고 항원과 오염물질을 제거하기 위해서 사용하는 것이 '지양산(止痒散)'과 '샌드-베스요법'이다.

가. 지양산

아토피 피부염을 치료하는 방법은 매우 다양하다. 그러나 필자가 생각하기에는 두가지로 압축할 수 있을 것이다. 하나는 인체의 면역을 조절하는 방식이고, 다른 하나는 항원을 배출하는 것이다. 일반적으로 면역을 조절하는 것은 매우 어렵고 많은 시간을 요하는 것이다. 그래서 환자들은 우선의 가려움으로 인한 고통을 줄이기 위해서 먹는 항히스타민제나 스테로이드와 같은 외용제를 사용하게 된다. 그러나 이 두가지 약들은 면역반응을 일으키는 항원을 제거하기 보다는 단지 알러지 반응을 차단하는 기능을 한다. 그래서 이러한 약을 사용하였을 경우 사용을 일시적으로 중단하면 리바운딩 현상이 나타나 피부 가려움증이 더욱 심해지는 것이다. 이런 현상은 피부에 있는 항원이 약을 통해서 제거되는 것이 아니고 항원은 피부에 여전히 내재되어 있기 때문이다.

그래서 피부에 남아 있는 항원을 제거하기 위해 맥반석의 흡착기능과 원적외선 방출 기능을 응용하여 지양산을 개발한 것이다.

특히 맥반석은 옛부터 매우 귀한 피부치료제로 응용되어 왔으며 본초강목에서는 여름철의 염증성 피부질환에 효과가 좋다고 하였다.

실제 임상적으로도 여름철에 심해지는 아토피 피부염의 경우와 체질적으로 열이 많은 사람의 아토피의 경우에는 좋은 효과가 있다.

● 게르마늄-맥반석과 아토피피부염과의 관계

G.M. Powder (게르마늄-맥반석 산)

1) 흡착능력

과산화지질은 아토피 환자의 피부 각질층을 파괴하고 보습 능력을 떨어뜨리는 알데하이드기를 생산한다. 이것을 효과적으로 분해·흡착시키기 위해 개발된 것이 게르마늄-맥반석이다. 다공성적 흡착 능력이 뛰어난 게르마늄-맥반석을 사용할 경우 알데하이드기를 생산하는 과산화지질을 분해 흡착시킬 수 있다.

2) 원적외선 방출 능력

게르마늄맥반석의 원적외선 방출 능력은 피부 깊숙한 곳까지 혈액 순환이 원활하게 이뤄지도록 도와준다. 과산화지질, 노폐물, 혈전 등을 배출시켜줌은 물론이고 산소와 영양소를 공급해 주는 능력도 있다. 또한 침투력이 뛰어나 동결 건조된 한약을 피부 깊숙히 흡수되도록 돕는다.

3) 세포 노화 방지 효과

S.O.D(Super Oxide Dismutase)효소 분비를 촉진하여 유해산소와 수소 이온을 제거하고 세포의 노화를 방지하는 효과가 있다.

4) 항암 효과

항암작용을 하는 인터페론의 분비를 촉진하여 암세포의 발생과 전이를 억제한다.

5) 기미 검버섯 치료 효과

리포푸친(lipofuscin)이라는 노화물질과 아밀로이드를 제거하는 효능이 있어서 기미와 검버섯 치료에 효과를 기대할 수 있다.

나. 샌드-베스(sand-bath)요법

생지황, 현삼, 석고 등은 피부를 시원하게 해주면서 피부색을 맑게 해주고, 보습 기능을 도와주는 한약 재료들이다. 이러한 한약 재료들을 순도가 높은 해저 맥반석-게르마늄과 혼합·가공하여 콩알 만하게 만든 것이 샌드(sand)이다. 가공한 샌드를 일정한 온도를 유지할 수 있는 욕조에 넣고 전신의 피부와 직접 접촉시켜 피부에 묻어 있는 오염물질과 이종단백을 흡착·배설시키는 것이 샌드-베스요법이다.

맥반석-게르마늄에서 방사되는 원적외선은 피부 깊숙한 곳까지 침투하여 피부 신진대사의 활성화를 유도한다. 이는 피부 외용제의 침투력을 10배 이상 높여주어 약효를 오랜 기간 동안 유지할 수

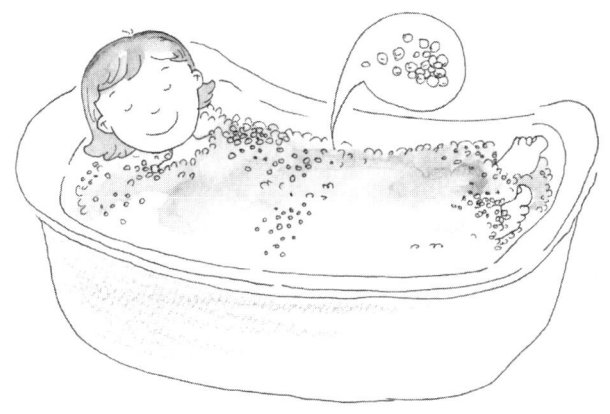

있도록 해준다.

특히 본원에서 개발한 'G.M.P(게르마늄-맥반석 파우더)'는 풍화작용이 없고 순도가 높은 해저 맥반석을 사용했다. 해저 맥반석에는 게르마늄이 함유되어 있어서 기존 한방 외용제와 함께 사용할 경우 약의 침투력과 흡수력이 매우 높아지는 효능이 있기 때문에 치료효과가 빠르다.

2) 약초 목욕법

우리나라에는 수많은 민간요법이 전해오고 있다. 과거 한자를 읽는 선비들은 어느 정도의 한방 지식을 가지고 있었으며, 의사의 숫자가 절대적으로 부족한 상황에서 어떤 질병에 어떤 한약제를 사용해보라고 일러주었을 것이며, 이것이 경험적으로 전래되어 오늘날에 이르고 있는 실정이다. 특히 피부질환의 경우에는 눈에 보이는 질환이기 때문에 환자를 위하는 마음에서 자신이 경험하였거나 들어서 알고 있는 지식을 알려 주었을 것이다. 더군다나 아토피 피부염의 경우에는 쉽게 없어지지 않고 오랜기간 피부염 증상이 있게 되면 그만큼 많은 사람에게 알려지게 되고, 그만큼 많은 민간요법을 접하게 되는 것이다. 그래서 어떤 약제를 어떻게 사용하면 피부질환이 좋아지더라는 경험들이 전해지고 있는 실정이다.

그러나 한의학적으로 분석을 해보면 알려진 민간요법의 효능은 살균의 기능과 보습의 기능이 있는 약물들을 사용한 것을 알 수 있다. 피부가 위치하고 있는 특성상 외부의 세균이나 곰팡이균, 바이러스등이 침범을 하기 쉬운 것이 피부질환이며, 피부 염증은 면역세포와 세균이 서로 싸우면서 생기는 현상이다. 그래서 소독의 효능이 있는 한약제를 이용하여 씻어주거나 목욕을 하면 치료에 훨씬 도움이 되는 것이다.

그러나 이러한 약초 목욕을 하는 것 역시 자신의 피부 상태와 몸의 상태를 종합적으로 판단을 하여 사용하는 것이 더욱 좋은 효과를 볼 수 있다.

본원에서 사용하는 약초 목욕은 환자의 음과 양을 판별하여 그에 합당한 약초목욕을 사용한다.

일반적으로 양인의 피부는 열이 있는 피부이며, 음인의 피부는 차가운 피부라고 본다. 그래서 양인의 경우에는 피부열을 시원하게 맑게 해주면서 정체된 열독이 잘 빠져나가도록 하는 약제를 사용한다. 음인의 경우에는 피부를 따뜻하게 해주어야 되는데, 현재는 피부에 열이 정체되어 있는 상태이기 때문에 어느 정도는 시원하게 해주어야 된다. 그래서 음인의 피부질환은 겉에 정체되어 있는 열을 풀어주면서 온기를 보호해야 되기 때문에 한약제 중에서 온산법(溫散法)을 사용한다.

ⓐ 양인의 약초목욕
◎-재료 : 지실(枳實-탱자), 익모초, 권백 등
◎-방법 : 약재를 달여서 욕조에 푼다. 욕조에서 15~20분 정도 몸을 담근다. 마지막에는 약간 미지근한 물로 몸을 행군다.
◎-주의사항 : 너무 뜨거운 물을 사용하지 말아야 한다.

ⓑ 음인의 약초 목욕
◎-재료 : 형개, 총백(蔥白-파뿌리), 애엽(艾葉-쑥) 등
◎-방법 : 약재를 달여서 욕조에 푼다. 욕조에서 15~20분 정도 몸을 담근다. 마지막에는 약간 따뜻한 물로 몸을 행군다.
◎-주의사항 : 음인은 피부가 차갑기 때문에 너무 목욕을 자주 하는 것은 좋지 않고, 땀을 흘릴 정도 이상은 하지 말아야 된다. 그리고 여름철에도 따뜻한 물로 목욕을 하는 것이 바람직하다.

그러나 반드시 주의해야 될 사항은 유아들의 경우에는 너무 자

주 목욕시키지 말아야 된다는 점이다. 왜냐하면 뜨거운 물에 오래 있게 되면 열기가 피부로 침입할 수 있고, 또한 목욕 후에 찬바람이 피부를 통해서 들어가면 감기에 걸리기 쉽다. 그리고 감기 증상이 있을 경우에는 목욕요법을 하지 말아야 된다.

3) 침 치료법

아토피를 치료함에 있어 침을 이용한다는 것은 다소 의외일 수 있을 것이다. 한방에서는 경락학설을 이용하여 많은 질환들에 침을 응용하고 있다. 침법에는 많은 이론과 학설들이 있는데 어떤 침법이 더 옳고 효과적이다라고 하는 것을 여기서 구체적으로 왈가왈부할 필요는 없을 것이고, 단지 여기서는 본원에서 가장 많이 사용하여 효과를 보았던 기본적인 방법들을 소개하기로 한다. 구체적인 혈자리와 침법들은 한의사 분들을 위한 내용이므로 이해를 구한다.

아토피는 피부의 건조함과 밤에 가려운 것이 특징이다. 그래서 기본적으로 사용하는 침법은 피부의 윤택함을 회복하고 피부에 쌓인 독소물질과 열을 해소하는 것이 주목적인 것이다. 그리하여 피부의 건강함과 촉촉한 부드러움을 주고자 하는 것이 아토피 치료에 있어서 침 사용의 주 목적인 것이다.

또한 부위적인 측면에서 한방에서 양경(陽經)이라고 하는 부위와 음경(陰經)이라고 하는 부위로 크게 나뉘어지는데, 양경은 주로 인체 바깥부위, 위쪽부위(上體)를 의미하고, 음경은 인체 안쪽 부위나 아랫쪽 부위를 의미하고 있다. 이러한 부위적인 특성은 유소아 아토피와 성인 아토피에서 특징적으로 나타나는 경향성이기도 하다. 아무튼 결론적으로 인체 피부에서 음경, 양경의 어느 부위에서 아토피 현상과 가려움증이 나타나는가를 잘 살펴보고 해당되는 경락을 선택하여 기본적인 침법을 구사하고 있다. 한방에서는 폐주피모(肺主皮毛)라 하여 피부를 폐가 주관하는 기관으로 보고 있는데, 이것은 기관지와 함께 호흡을 담당하는 공통점을 가진 기관이기 때문이기도 하다. 그래서 아토피 치료에 있어서 기본적으로 폐경락(肺經絡)을 통하여 몇가지 혈(穴)자리를 사용하여 피부의 윤택함과 가려움증을 해소하는 침법을 구사하는데, 태백(太白, 脾經의 土穴) 태연(太淵, 肺經의 土穴), 부유(復溜, 腎經의 金穴)를 보(補)하는 침법을 사용한다.

또 한편 폐와 표리관계에 있는 대장경락(大腸經絡)이 있다. 폐를 신금(辛金)에 속하는 음장기(陰臟器)라 한다면 그에 대응하여 대장경락은 경금(庚金)에 해당하여 양(陽)에 해당되는 경락이다. 그래서 아토피 치료에 있어서 음양의 부위적인 특징에 따라 대장경락을 통하여 아토피 치료를 하는데 태백(太白, 脾經의 土穴), 곡지(曲池, 大腸經의 土穴), 지음(至陰, 膀胱經의 金穴)을 보(補)하여 치료한다.

위와 같이 폐와 대장경락을 통하여 아토피 치료를 하는 것을 기본 원칙으로 하고 있다. 그 외에 사암침법에서 폐정격, 대장정격, 신정격, 방광정격, 비정격, 삼초정격 등을 응용할 수 있고, 팔체질침법을 이용하여도 효과를 볼 수 있음을 밝혀둔다.

한편 체질적인 특성에 따라서 침법을 구사하는 방법이 있는데 이 침법은 체질적인 경향성이 뚜렷하고, 피부 증상 외에 기타 소화기 증상이라든가 대소변 관계, 음식관계 등을 종합적으로 고려하여 체질적인 문제점 보완을 더 중심적으로 해야 될 때, 체질침법을 응용할 수 있다. 여기서는 이정래 선생의 원류침법의 원리를 응용한 침법을 소개하겠다.

소양인은 부유(부유, 신수경의 금혈)을 보(補)하고, 행간(행간, 간경의 화혈), 지구(지구, 삼초경의 화혈), 기문(기문, 간경의 모혈)을 사(瀉)한다.

소음인은 대도(비경의 화혈)을 보하고, 척택(폐경의 수혈), 음곡(신경의 수혈), 중부(폐경의 모혈)을 사한다.

　태음인은 태연(폐경의 토혈)을 보하고, 용천(신경의 목혈), 대돈(간경의 목혈), 경문(신경의 모혈)을 사한다.

　열태음인에게는 행간(간경의 화혈)을 사한다.

　태양인은 곡천(간경의 수혈)을 보하고, 신문(심경의 토혈), 태백(비경의 토혈), 거궐(신경의 모혈)을 사한다.

　이상과 같이 아토피의 질환적, 체질적 특성에 따른 침법을 같이 해결하고자 하는 관점에서 침법을 사용하여 아토피 치료를 하고 있다. 침법도 적절히 꾸준하게 응용될 수 있다면 아토피의 보조 치료로서도 좋은 치료 방법이 될 수 있을 것이다.

　약물치료가 가뭄에 단비 역할을 하는 주 치료법이기는 하지만, 침 치료는 뜨거운 태양아래 그늘을 드리우는 나무나 숲이 되는 역할을 할 수 있을 것이다. 앞서 말한 바와 같이 침법은 질병을 해석하는 관점과 학설에 따라 여러 가지 침법이 있을 수 있으므로 침법에 대한 구체적인 내용은 한의사들의 전문가를 위한 내용이므로 다소 어렵더라도 참고만 하시기 바랍니다.

　◎-위에서 소개한 침법은 東原 李正來 선생님의 醫易閒談에 쓰신 원류침법을 주 내용으로 하였습니다.

4. 아토피 피부염의 연령별 특징과 치료법

어린아이는 태어나서 성장해 감에 따라 필요한 면역기능을 획득해 간다. 면역기능을 획득하는 것은 성장 단계에 따라 이뤄지는데, 아토피는 이 과정에서 혼란을 겪을 때 나타나는 질환이다.

아토피 피부염이 발병하는 시기에 따라 세 부류로 나눌 수 있다. 영아기(1~3세), 소아기(4세~13세), 청소년기 및 성인기.

나이에 따라 면역계의 특징이 뚜렷하게 다르고 원인 인자 역시 다양해서 같은 질환이라도 다른 증상을 보인다.

음식, 환경, 스트레스 등은 아토피 질환 발생에 지대한 영향을 미친다. 따라서 영아, 소아, 성인 아토피 환자 모두 이러한 외부 유발인자로부터 자유로울 수 없다. 또한 각 사람마다 면역 완성도가 개인에 따라 다르기 때문에 치료할 때 반드시 이 점을 고려해야 한다.

① 영아 시기에는 엄마 젖이나 우유, 이유식, 감기 등이 외부 유발인자로 많이 작용한다. 특히 엄마로부터 받은 면역 세포에 절대적인 영향을 받는다.

② 소아 시기에 이르면 엄마로부터 받은 면역세포의 영향권에서 벗어나는 반면 자신의 면역계 혼란이 문제가 되는 경우가 많다. 이때는 외부 바이러스와 다양한 음식 섭취를 통해 자신의 면역세포들이 왕성하게 기억하고 훈련하는 시기다. 이러한 과정을 겪으면서 우리 몸은 비로소 자신의 면역계를 형성하는 것이다. 하지만 이 시기는 면역계가 혼란을 겪을 우려가 많다. 영아에 비해 음식 섭취가 다양해지면서 거대 분자량을 가진 단백 식품을 소화해내지 못하거나 불필요한 약물(항생제, 항히스타민제 등)에 노출되게 되는데, 바로 이것이 아토피 피부염 발생의 주요 원인이라고 할 수 있다.

③ 한편 성인의 경우 자체 면역계 불안정 상태가 오랫동안 지속되어 오면서 고착화된 만큼 만성 아토피 피부염 환자가 많다. 성인 환자에게는 음식, 스트레스, 약물 사용의 과다 누적 등은 물론이고 그 외 다양하고도 복잡한 유발인자가 영향을 끼친다.

이처럼 연령에 따라 아토피 피부염을 유발하는 요인이 다르며 면역 완성도의 차이에 따라 증상에서도 차이점이 있다. 연령에 따라 나타나는 증상이 어떤 특징을 갖고 있으며 그에 적합한 치료법은 무엇인지 살펴보자.

1) 영아기(1~3세)

① 영아 습진은 왜 생기는 것일까?

영아 습진을 일으키는 유발인자는 크게 유전적 요인, 환경적 요인, 음식물에 의한 면역반응 등 세 가지로 나눌 수 있다. 유전적 유발인자에 관한 연구는 현재 진행 중이므로 좀더 결과를 지켜봐야 한다. 그리고 유아들의 피부는 성인의 피부와는 차이가 있으므로 매우 세심하고 조심스럽게 접근을 해야 된다. 일반적으로 유아들의 피부는 매우 얇고 모발이 적으며 피부 세포들간의 결합력이 약하다. 그래서 외부 자극에 대해 민감하고, 땀 및 피지 분비가 적어서 피부가 건조해지기 쉽다. 또한 세균 감염에는 약하지만 접촉성 알레르기의 빈도는 드물다. 이는 아이들의 피부는 자연면역과 피부면역이 미성숙한 시기이기 때문이라고 생각된다. 그래서 환경적 유발인자인 공기 중의 항원(알레르겐)이 피부에 유입되어 아토피가 되는 일은 아주 드물다고 본다.

그러므로 영아 습진의 주원인으로는 음식물에 의한 면역반응일 확률이 높다. 영아 습진의 원인이 되는 대표적인 식품은 계란, 우유, 콩과 같은 단백질 계통의 음식물이다. 이러한 음식물들이라도 체내에 들어왔을 때 소화기관에서 아미노산으로 제대로 분해하여 흡수하면 면역반응은 일어나지 않는다. 그러나 소화기관 내에서 음식물이 제대로 분해되지 않은 채 단백질 미립자의 형태로 흡수되면 아이의 몸에서는 이것을 이종단백질, 즉 이물질로 판단하여 알레르기를 일으키게 된다.

이와 같은 알레르기 반응은 주로 이유식 과정에서 일어난다. 따라서 이유식을 시작할 때 무엇보다도 아이의 성장 상태에 대해 신중하게 살펴보아야 한다.

아이의 몸에서 알레르기를 억제해 주는 항체가 만들어지려면 보통 생후 6개월 정도는 지나야 한다. 콩류에 대해서는 10개월 이후, 동물성 단백질 음식인 계란, 우유, 육류는 한 살을 넘긴 후에야 알레르기 억제 항체가 만들어진다. 그러므로 이유식은 생후 6개월 이후에 시작하는 것이 바람직하다.

② 영아기 아토피 피부염의 특징과 치료법

생후 3세까지는 성장과 세포 분열이 왕성한 시기이다. 이 시기를 한방에서는 소양성(少陽性, 木火의 성질)이 강한 시기로 본다. 계절적으로 보면 봄에서 여름으로 가는 시기라 할 수 있다. 성장하고 발육하는 시기인 만큼 끊임없이 움직이고 감정 변화가 무쌍하다. 즉 목화(木火) 기운이 활발한 시기이다. 따라서 감기만 걸려도 금방 열이 오르고 경기를 한다. 열 증상이 많은 것이 특징인 이 시기에 겪는 질환의 대부분은 감기나 음식물 섭취 때문이다.

영아기 때 나타나는 아토피 피부염은 발전기(아토피가 심해지는 시기)에 이르면 혈열(血熱)의 특징을 보인다. 증상이 악화되어 감염이 심해지면 피부가 붉게 충혈되며 진물과 고름이 생기고, 쇠퇴기에 접어들면 피부색이 어둡게 변하며 피부가 건조해진다. 허약한 아이거나 약물을 과다하게 사용한 경우에는 피부의 탄력성이 떨어지며 거칠어지고 어두운 색으로 변하는 특징이 두드러지게 나타난다.

또한 영·유아기 때는 인체의 오장육부가 미완성 단계이므로 약을 사용할 때 세심한 주의가 필요하다. 약성이 강한 약을 사용해서는 안 되고, 장기간 사용해서도 안 된다. 바르는 외용제 역시 매우 신중하게 사용하여야 되는데, 영아의 손상된 피부는 피부를 통한 약물의 흡수율이 성인과 비교해서 높기 때문이다.

그래서 약을 처방할 때 약성을 부드럽게 처리한 증류 추출 방식의 한약을 쓴다. 영아들은 오장육부 기능이 아직 완전하지 않기 때문에 체질 판정에도 신중을 기해야 한다. 사실 어린 아이들의 체질을 판정하기란 매우 어려운 일이다. 그래서 영아들의 아토피 치료는 증상적 특징을 위주로 진단·치료하며, 치료 기간도 소아나 성인에 비해 짧다.

◎- **발열** : 돌이 되기 전까지는 감기와 변증열(變蒸熱-제구실열)을 구별할 필요가 있다. 변증열은 아이가 성장 과정에 있기 때문에 세포 분열이 왕성하게 이뤄지는 만큼 주기적으로 발생하는 '성장열'이라고 할 수 있다. 따라서 어린 아이가 열이 나면 무조건 해열제를 쓰기보다는 전문가의 도움을 받는 것이 바람직하다. 아이가 주기적으로 열이 나면 해열제 사용보다는 오히려 성장을 도와주는 처방을 받는 게 좋다.

감기로 인한 발열일 경우라도 면역계의 정상적인 활동으로 생긴 열이기 때문에 한방적인 방법으로 자연스럽게 감기 치료를 하는 것이 면역계의 안정과 아토피 치료에 도움이 될 수 있다.

따라서 변증열로 인해서 열이 나면서 아토피 증상이 심해지는 경우에는 변증열을 조절하는 '가미평화음(加味平和飮)'을 응용하면 발열과 아토피 증상이 매우 좋아진다.

◎- **식적**(食積, 음식독) : 영아들은 소화기 발달이 완전하지 않으므로 음식물을 완벽하게 소화·흡수시키지 못한다. 여기에 영양과잉과 고단백질 섭취는 이종단백을 누적시키는 결과를 초래하여 영아들의 아토피 피부염을 더욱 악화시키는 주요 원인으로 작용한다. 그러므로 먼저 영양과잉이 되지 않도록 조심해야 한다.

영아들의 아토피성 질환은 식적 때문인 경우가 많다. 이때 주로 쓰는 처방이 바로 '도씨평위산(陶氏平胃散)'이다. 이 처방은 위장의 기능을 활발하게 만들어 단백질 분해 능력을 도와주고, 피부에 생긴 아토피 증상을 완화시키는 효능이 있다. 또 평소에 음식을 과식하거나 폭식하고 입냄새가 나면서 밤에 기침을 많이 하는 경우도 식적 때문이다. 영아와 소아들의 가려움증이 밤에 심한 이유도 식적에서 비롯된 것으로 보고 '가미이진탕류'를 응용한다. 엄마들은 우선적으로 아이들이 밤에 과식하거나 폭식하지 않도록 습관을 고쳐주어야 한다.

◎ - **우유** : 성인과 달리 영아들이 먹는 음식은 한정되어 있다. 모유 · 분유 · 보리차 등이 고작이다. 그래서 영아들의 알레르기에는 우유가 영향을 크게 미친다. 분유보다는 모유가 좋다는 사실은 누구나 알고 있다. 엄마젖이 아기들의 면역과 성장은 물론이고 정신적인 안정까지 도와준다는 것은 상식에 속하는 얘기다. 어찌 소젖을 엄마젖에 비교할 수 있겠는가?

하지만 안타깝게도 모유를 먹고 영아들의 아토피가 심해지는 경우도 있다. 이것은 엄마가 음식 관리를 잘못하거나 스트레스가 심한 상태에서 많이 나타나고, 특히 엄마가 아토피 또는 알러지의 경향을 지니고 있을 경우 많이 나타난다. 그래서 이러한 경우에는 알레르기 분유를 사용하는 것이 오히려 도움이 된다. 이 알레르기 분유는 우유 성분 중에 들어 있는 카제인이라는 알레르기 유발 단백질을 제거한 제품이다. 아토피 영아라면 이 알레르기 분유를 권하고 싶다.

아기에게 아토피 증상이 있다면 우선 여러 분유를 먹여보며 피부 상태를 관찰하는 것도 한 가지 방법이다. 영아기에 아토피 증상이 생겼다면 위에서 말한 알레르기 분유를 먹여본 후 경과를 지켜보는 것도 괜찮은 방법이다.

◎ - **감기** : 영아와 소아의 아토피를 치료하는 데 있어서 감기 치료는 매우 중요한 부분을 차지한다. 어린이 아토피 환자가 감기에 걸렸을 때 항생제와 항히스타민제를 사용하는 것은 자연 면역계의

발달 기회를 박탈하는 것으로, 극단적으로 표현하자면 이적행위를 하는 것과 마찬가지다.

한방에서는 영아나 소아 아토피 환자의 감기는 다음과 같이 치료한다.

- 패독산형 : 편도가 잘 붓는 편이고 열이 잘 뜨며 중이염과 함께 발열 증상이 나타난다. 활동적인 성향을 보이고 쾌활하며 가만히 있지 못한다. 체질적으로 주로 소양인에게 적용되는 유형이다.
- 갈근탕형 : 비교적 살이 찌고 열이 많은 체질로 과식 성향을 보이는 유형에게 적용된다.
- 곽향정기산형 : 콧물감기로부터 시작하고 열이 그다지 심하지 않은 감기일 때 해당되며 소화 기능이 약한 아이들에게 처방한다.
- 삼소음형 : 만성 비염이나 알레르기 성향이 있고 추위를 잘 타며 날씨가 차면 곧잘 감기가 걸리는 유형에게 적용한다.
- 방풍통성산 : 다혈질로 체격이 좋고 과식 성향이 있는 아이, 축농증이 심한 아이, 사상체질로는 열태음인에게 사용되는 처방이다.

영아나 소아 아토피 환자가 한방 치료를 꾸준히 할 경우 자연면역계의 안정을 도모하면서 아토피 치료를 순조롭게 해낼 수 있을 것이다.

③ 영아기 아토피 피부염의 치료 접근법

아이들은 아프면서 큰다. 하지만 아이들이 아프면 제일 힘든 사람은 부모이다. 밤새 아이가 잠을 이루지 못하고 칭얼대고 열이 오르면 부모들은 당황하여 어쩔줄 몰라 한다.

"내가 아픈 건 참아도 아이 아픈 건 못 참는다." 어떤 부모든 이구동성으로 하는 말이다. 하지만 불행히도 이렇게 절절한 부모의 마음이 약물 오남용으로 가게 만든다.

아이가 조금이라도 열이 오르면 부모들은 무조건 병원부터 찾아간다. 콧물만 조금 흘려도 약을 먹인다. 병원에도 가고 약도 먹어 일단 열은 내리고 콧물이 안 흐르니 걱정을 덜고 마음이 놓인다. 하지만 명심할 것은 바로 이런 행동이 장차 아토피 피부염을 불러들이는 결과를 초래한다는 사실이다.

한방에서는 근래의 약물 오남용을 소아 아토피 피부염 환자가 폭발적으로 증가한 것의 주범으로 꼽는다.

엄마 뱃속에서 안전하게 있다가 세상에 나온 어린 아기는 주위에 산재해 있는 오만 가지 세균과 바이러스에 그대로 노출된다. 그렇다고 아이를 무균실에 넣고 키울 수도 없는 노릇이니 세상에 태어나 한평생을 살자면 어차피 오만 가지 세균과 바이러스와 더불어 살 수밖에 없다. 물론 세균들과 더불어 산다고 하지만 세균과 바이러스의 침입에 무너져서는 안 된다.

하지만 무지막지한 세균과 바이러스와 싸우기에 어린 아기는 아직 나약하고 힘이 부족하다. 처음에는 사소한 감기부터 앓으면서

면역을 학습해 나간다. 하나하나씩 배워나가면서 아이의 면역체계
는 세상의 온갖 바이러스와 싸울 만큼 성숙해진다. 결국 아이들은
앓는 과정에서 면역을 학습하고, 학습된 면역체계는 그 내용을 잘
기억해두었다가 다음에 세균이나 바이러스 침입이 생길 때 효과적
으로 물리치게 되는 것이다.

그런데 현대의학은 아이들이 성장과정에서 자연스럽게 면역체
계를 학습할 수 있는 기회를 박탈해 버린다. 항생제와 해열제는 아
이가 자연면역을 학습할 수 있는 기회를 건너뛰게 만든다. 이렇게
건너뛰는 경우에는 그 다음에 찾아오는 더 지독한 감기에 맞서야
하는데 아이의 면역은 약한 바이러스와도 변변히 겨뤄본 적이 없
으니 싸우는 방법을 제대로 알 리 없다.

아이가 성장하면서 싸움의 내용이나 양상은 변화한다. 시시한
게임이 아니라 큰 게임이다. 그런데 아이는 이 싸움을 겪어낼 만한
건강 상태가 아니다. '약물로 다져진 몸'은 큰 경기에 나설 수 없
다. 아토피 피부염으로 고생하는 어린 아이의 경우도 자연면역을
학습하는 과정에 혼돈이 생긴 것으로 본다. 성장과정에서 겪어야
할 건 겪게 하는 게 아이로 하여금 건강한 면역을 획득하게 만드는
길이고, 진정으로 아이를 사랑하는 길이다.

가. 조기치료가 매우 중요하다

앞에서도 언급했듯이 아토피 피부염 치료는 영아기 때 하는 게
가장 적절하다. 이 시기의 피부 증상은 주로 양쪽 뺨과 머리, 이마

등에 나타나는 지루성 습진으로, 흔히 영아 습진이라고 하며, 한방에서는 태열이라고도 부른다. 이 시기에 치료를 소홀히 하면 훗날 아토피 피부염이 '만성과 고질'이란 꼬리표를 달고 나타나서 지긋지긋한 전쟁을 치러야 한다.

이 고생을 피하기 위해서라도 갓난아이일 때 나타난 태열은 확실하게 뿌리 뽑아 주는 게 좋다. 아토피 피부염은 성장기 아이들에게 정서적인 안정을 해치고, 집중력을 저하시키며, 성장 발육에 영향을 끼칠 우려가 크기 때문이다. 그러므로 재발을 막기 위해서라도 영아 습진, 태열의 조기 치료는 꼭 필요하다.

나. 아토피와 이유식

어린 아이가 세상에 나와서 먹는 음식은 신체 기관의 성숙에 따라 달라진다. 갓 태어난 아이는 초유를 시작하여 5~6개월 정도까지 모유나 분유를 먹다가 6~7개월이 지나면서 서서히 이유식을 시작한다. 그리고 10개월 이후에야 드디어 맨밥을 먹게 된다.

어린 아이의 이유식을 언제 시작해야 하는지를 두고 젊은 엄마들 사이에 의견이 분분하다. 모두 분유회사의 상업적인 광고에 영향을 받아서 생긴 일이다.

분유 회사에서는 이유식을 시작하는 시점을 유아의 영양학적인 요구에 근거한 사실이라고 제시한다. 이를테면 생후 몇 개월이면 아기의 체중이 얼마가 되어야 하고, 이때 필요한 영양분이 이러이러한 것이 있으니, 어떻게 먹이는 게 좋다는 식이다. 그래서 어떤 경우에는 아이의 성장 발달과는 상관없이 이유식 시기를 앞당겨 생후 3~4개월경부터 시작하거나 동물성 지단백을 일찍 먹여도 좋다는 이야기까지 나오고 있다.

그러나 한의학에서는 아기의 이유식 시기를 철저하게 유아의 신체 장부(臟腑)의 성숙 정도를 고려해서 정한다. 대개의 아이들은 생후 10개월이 지나도 신체 내부 기관들이 여전히 미성숙한 상태이다. 성장 과정에서 몇 차례 나타나는 변증(變蒸)을 거쳐야만 비로소 외부 환경에 적응할 기본 태세를 갖추게 되는 것이기 때문에 이유식도 변증이 지난 후에야 시작할 것을 권한다.

한방에서 말하는 변증이란 장부가 성숙되는 과정에서 나타나는 현상을 의미한다. 한방 서적인 '의학입문'에서는 변증의 개념에 한 가지를 추가시켰다. 변증 이후 다시 64일이 지나면 1차 대증(大蒸, 크게 열이 발생을 하는것)이 발생한다는 것이다. 그래서 생후 364일이 되어서야 손으로 사물을 쥘 수 있으며 발로 능히 서 있을 수 있게 된다고 하였다. 또다시 64일이 지나고 2차 대증을 겪으면서 말을 배우고 서서 걸을 수 있으며, 스스로 밥을 먹을 수 있다고 했다. 또 64일이 지나면 세 번째 대증인데 모두 512일이며 변증은 이것으로 끝난다. 말을 배우며 무엇에 기대어 서며 붙들고 걸으며 밥을 먹을 수 있고, 혈맥과 힘줄, 뼈마디들이 모두 단단해진다.

이처럼 변증은 성장과정에서 자연스럽게 발생하는 성장열로 이해할 수 있다. 말하자면 탈바꿈하여 성장하는 과정으로서 이때 면역계도 같이 성장을 한다는 의미를 가지고 있다. 그러므로 변증열

즉 성장하기 위한 열을 잘못 이해하고 해열제나 항생제를 사용하는 것은 바람직하지 않다.

즉 생후 1~2개월 동안에는 신(腎)·방광(膀胱)의 성숙, 3~4개월에는 심(心)·소장(小腸)의 성숙, 5~6개월에는 담(膽)·간(肝)의 성숙, 7~8개월에는 폐(肺)·대장(大腸)의 성숙, 9~10개월에는 비(脾)·위(胃)의 성숙 과정을 거치게 되는 것이다.

이유식을 먹이는 시기인 7개월경에는 대장·폐의 성숙 과정이 이루어지며, 맨밥을 먹이는 시기인 10개월 이후에는 비·위 등의 소화기관이 성숙한다. 그런데 신체 내부 기관이라고 할 장부(臟腑)의 성숙이 이루어지지 않은 단계에서 이유식을 앞당길 경우, 인체에 부담을 줄 뿐더러 장부의 성숙 단계에서도 혼란을 일으키게 된다.

아토피가 있는 아이들의 경우에는 절대 이유식을 서둘러 시작해선 안 된다. 아이의 성장이 빨라 일찍 이유식을 시작하더라도 7개월 이후에, 맨밥을 먹이는 경우라면 10개월 이후에 하라는 것도 바로 이런 이유 때문이다.

다. 모유, 먹일까 말까?

한동안 미용과 다이어트 등을 이유로 모유 수유를 기피하더니 최근 들어 젊은 엄마들 사이에 '모유 먹이기' 바람이 불고 있다. 아이의 건강과 뇌발달에서 모유가 차지하는 중요성이 부각되면서 아이에게 모유를 먹이겠다는 젊은 엄마들이 늘고 있는 것이다.

예전에 젊은 엄마들이 모유 수유를 기피했던 것과 비교하면 격세지감을 갖게 하는 변화이다.

그렇다면 아이의 성장 발달에 엄마젖이 얼마나 도움이 될까?

물론 모유가 일반 분유보다 더 낫다는 사실은 그간의 여러 연구 결과에서도

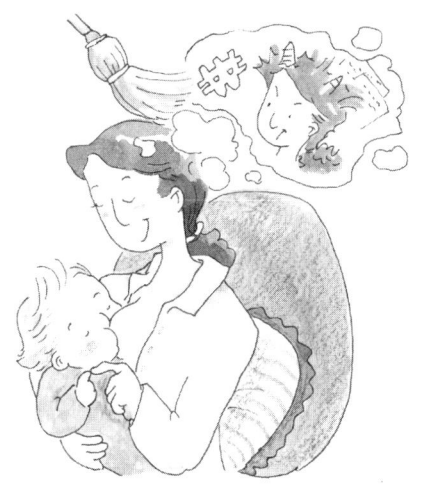

누누이 밝혀진 바 있어서 새삼스럽지 않다. 영양과 면역학적인 측면뿐만 아니라 소아 정신과적인 측면에서도 증명된 사실이다.

한방에서도 모유 수유는 당연하게 여기는 부분이다. 하지만 모유의 양과 질이 좋지 않은데도 불구하고 모유 수유를 고집하는 것은 바람직하지 않다. 수유 기간 동안 아이는 엄마의 젖에 의존하고 엄마의 보호를 받는다. 그런데 엄마의 건강 상태가 좋지 않을 경우 아이에게 모유를 먹이는 것은 자칫 아이에게 독이 될 수도 있기 때문이다.

특히 모유 수유 기간에 엄마가 과도한 스트레스를 받게 되면 모유를 통해서 그 열독(熱毒)이 아이에게 그대로 전달되고 이것이 아토피 피부염을 일으키기도 한다. 따라서 엄마가 스트레스를 많이 받는 상태라면 아이나 엄마를 위해서라도 차라리 분유를 택하

는 것이 현명하다. 앞에서도 말했듯이 엄마가 아토피 또는 알러지 체질인 경우에, 만약 아이가 모유를 먹고 피부증상이 더 심해지는 경우에는 초유는 먹이되 이후의 모유 수유는 한번 고려해볼 필요가 있다.

2) 소아기(4세~13세)

소아기 때는 어느 정도 면역체계가 형성되어 가는 시기라고 할 수 있다. 우리 속담에 '세 살 버릇 여든 간다' 는 말이 있듯이 자신의 몸을 만들어 가는 중요한 시기이기도 하다.

아이를 키우는 엄마들은 이 시기 아이들의 성향과 속성을 경험을 통해서 잘 안다. 주위의 모든 것에 무한한 호기심을 보이는 한편, 음식 섭취도 한 단계 높아지는 때이다. 영아기 때 엄마가 주는 음식만 먹다가 이제는 스스로 자신이 먹고 싶은 음식을 선택한다. 따라서 이 시기에 음식 습관을 올바르게 잡아주지 않으면 자칫 잘못된 식습관으로 평생 고생할 수 있다. 아이들의 정서 발달과 올바른 식습관을 키우기 위해서라도 부모의 역할이 중요한 때이다.

소아 아토피 피부염은 아이들이 먹는 음식과 매우 밀접한 관련이 있다. 특히 인스턴트 음식, 닭고기, 라면, 튀김, 자장면, 카레같이 자극적이면서 열이 많은 음식은 증상을 악화시키고 재발시키는 인자가 된다.

하지만 이런 음식들은 워낙 아이들이 좋아하는 음식이기 때문에 무조건 금하기는 현실적으로 어렵다. 하루 이틀도 아니고 매일같이 아이와 먹지 말라는 실랑이를 벌이는 것도 못할 짓이라는 소리가 나올 법도 하다.

게다가 친구들과 어울려 패스트푸드를 사먹으러 가고, 외식이나 생일 파티면 꼭 빠지지 않는 음식이니 피해가기란 쉽지 않다. 요즘에는 유치원이나 학교에서 시행하는 단체 급식 때문에 이래저래 아이나 엄마는 이중고를 겪게 되는 것이다. 아토피 피부염으로 치료를 받는 아이들은 학교에서 단체급식을 하는데도 따로 밥을 먹어야 하니 불편함도 불편함이지만 소외감까지 느껴 고역이 따로 없다.

하지만 단호하게 말하지만 아토피의 음식 금기는 반드시 지켜져야 될 사항이다. 왜냐하면 면역 불균형 상태인 소아 아토피의 경우 고단백 음식이나 인스턴트식품 등은 절대적인 악영향을 끼치기 때문이다. 금기 음식 외에 다른 음식을 골고루 섭취하면 영양학적으로 아무 문제없으니 그 점에서는 염려하지 않아도 된다.

꾸준히 치료를 하여 면역계의 안정이 이뤄지면 언젠가는 음식 금기에서 해방될 날이 오리라는 믿음을 갖자.

현재 소아 아토피의 한방 치료는 영아의 치료법과 성인의 치료법을 혼용해서 사용한다. 아이의 증상별 특징이 분명할 경우 증상에 따른 치료가 이뤄지며, 체질의 경향성이 분명할 경우에는 성인의 분류에 준하여 치료한다.

① 정서적인 안정을 위해 꼭 치료해야 한다.

소아기 아토피 피부염의 치료는 매우 중요하다. 일반적으로 아토피 피부염을 앓고 있는 아이는 정서적으로 산만한 경향이 있고, 집중력이 떨어져 학습 능률이 낮다. 또 매우 예민해서 같은 또래의 친구들과 잘 어울리지 못하는 경우를 종종 볼 수 있다. 그리고 이 시기는 육체적으로 한창 성장하는 때인데 가려움 때문에 밤에 숙면을 취하지 못해 쉽게 피로해하고 생기가 없으며 얼굴색이 창백한 경우가 많다. 이러한 수면장애는 신체적인 성장에도 영향을 미쳐 성장 장애를 겪을 수도 있다.

이와 같이 소아기 아토피 피부염은 피부 증상만으로 끝나는 것이 아니라 아이들의 정서 함양과 신체 발달에도 지대한 영향을 미친다.

② 소아기 피부의 특징

소아기는 아직 육체적으로 미성숙한 단계라 피부 역시 약한 상태이고, 면역기능도 덜 성숙한 상태이다.

마치 어린 새싹 같아서 매우 부드럽고 연약한 소아 피부는 성인 피부와 달리 외부 환경과 내부 장기 변화에도 매우 민감하게 반응한다. 감기에만 걸려도 금방 피부에 열꽃이 피는 것도 이 때문이다. 또 음식물을 잘못 섭취했을 때 피부에 두드러기가 올라오는 것도 마찬가지 이유에서다. 하지만 그 원인을 제거해 주기만 하면 바로 증상이 사라지기도 한다.

이러한 이유로 한방에서는 몸의 내·외적인 환경과 조건에 피부가 그대로 반응하는 만큼 소아 피부를 몸 상태를 보여주는 장기로 인식한다. 나는 가끔 자기 몸이 어떤 상태인지 구체적으로 설명할 수 없는 아이들에게 이것은 조물주의 배려가 아닐까 생각할 때가 있다.

따라서 소아 피부에 대한 세심한 관찰은 소아 진단의 첫 걸음이다.

③ 음식관리가 선행되어야 한다.

소아 아토피 피부염 환자들은 육류, 생선, 햄버거 등 모든 단백질 음식에 민감한 반응을 보이는 경향이 있다. 단백질을 잘게 소화해내는 능력도 낮고, 조금만 이상한 단백질에도 과잉반응을 나타낸다. 이 점은 소아의 면역계 특징과도 밀접하게 관련돼 있다. 그래서 다른 질환과는 달리 아토피 피부염은 음식관리가 매우 중요하다. 음식관리에 대한 한방의 체질이론이 있기는 하지만, 소아들의 아토피 증상이 심한 경우에는 체질적인 음식분류와 관계없이 사골국물·닭고기·돼지고기·소고기·개고기 등은 되도록 금하는 것이 좋다.

잘못된 음식관리로 증상이 심해진 소아 아토피 환자의 치료 사례를 살펴보자.

✚ 치료 케이스

◎-이름 : 김은지(6세 · 여)

◎-증상 : 팔다리 접히는 부위에 아토피 피부염 증상이 있었다. 피부 상태는 붉게 충혈되었으며, 긁으면 진물이 많이 나고 피부가 벗겨져 마치 화상을 입은 피부처럼 되기도 한다.

◎-진단 : 아토피 피부염-혈열형

◎-체형 : 약간은 비만형이며, 얼굴을 보면 처음 눈에 들어오는 것은 입이 매우 크다는 것을 알 수 있었다. 그리고 진료실을 들어서는 아이의 손에는 과자가 쥐어져 있었다.

◎-치료 : 진료를 시작하면서부터 아이의 엄마에게 당부의 말부터 시작하였다. 이 아이의 먹거리 관리를 하지 못하면 이 아이의 아토피는 치료가 매우 어렵다고 말하였다. 그러자 엄마 역시 어느 정도는 아이의 관찰을 통해서 알고 있었다. 그렇지만 아이가 워낙 먹성이 좋아서 어떻게 관리를 해야 될지를 모르겠다고 하였다. 한방에서는 소화기에 열이 많으면 음식을 아주 잘먹는다고 판단을 한다. 또한 아토피가 나타난 부위가 팔다리 접히는 부위에 집중적으로 나타나 있는 상태를 보아서도 아이의 음식관리가 매우 중요한 치료 포인트가 된다는 것을 알 수 있었다. 그래서 치료의 방향도 소화기의 열을 시원하게 맑게 해주는 방법으로 진단을 하였다. 그리고 당분간은 동물성 지단백을 철저히 관리할수록 아이의 피부 상태가 호전될 것이니 먹거리 관리에 매우 신경 쓸 것을 당부하였다.

이런 경우에 아이의 먹성을 관리하는 방법 중의 하나가 바로 대체할 수 있는 음식을 찾아주는 것이다. 일반적으로 먹성이 좋은 아이들은 먹는 음식의 종류를 따지기보다는 먹는다는 행위 자체를 더 좋아한다. 그래서 고구마, 감자, 쌀과자, 옥수수 등 섬유질이 많은 음식을 준비해 주면 아이는 별다른 투정을 부리지 않게 된다.

치료를 시작한 지 3주 정도 되었을 때, 아이의 가려움증과 피부 상태는 몰라볼 정도로 호전되었다. 4주가 지나갈 무렵 아이의 피부 상태가 갑자기 다시 나빠지기 시작하였고, 가려움증 역시 심해졌다고 전화가 왔다. 그래서 내원에서 환자의 상태를 살펴보니 예전에는 얼굴에 없었는데 얼굴에까지 좁쌀과 같은 발진이 나타나 있었다. 그래서 아이에게 먹지 않아야 될 음식을 먹인 적이 있느냐고 물었다. 한참을 생각을 하더니 얼마전에 할머니가 아토피에 꿀이 좋다는 말을 듣고 아이에게 꿀을 먹였다는 것이다. 아이의 피부 증상이 다시 심해진 원인은 꿀이 문제를 일으킨 것이다. 꿀은 열이 많은 약제이기 때문에 아이에게 몸 안의 열을 조장했던 것이다.

이와같이 아토피 피부염의 음식관리, 특히 소아들의 경우에 음식관리를 하는 것이 생각보다 매우 어려운 것이 현실이다. 왜냐하면 잘못된 상식과 정보들이 너무 난무하는 실정이기 때문이다.

"긴 병, 난치병에는 효자만 없는 것이 아니고, 정해진 치료법도 없다."

특히 소아들의 경우에는 앞에서도 언급하였지만 음식에 매우 민감하게 반응하기 때문에 어떤 음식을 먹일 것인지는 전문가와 반드시 상의를 한 다음 사용하도록 해야 된다는 것을 꼭 명심하자.

3) 청소년기

요즘 아이들은 과거와 비교해 볼 때 워낙 성장이 빨라져서 열 살 이후 열여섯 살 전후만 돼도 외모에 부쩍 관심이 많다. 한창 성장하면서 이성에 눈을 뜨는 사춘기의 아이들. 몸도 커지지만 정신도 성숙할 때인 만큼 인생에서 가장 급물살을 타는 '질풍노도'의 시기에 속한다.

한방에서는 성인과 소아를 구별할 때 2차 성징이 발현하는 시기를 중심으로 나누는데, 남자는 몽정을 하는 시기를, 여자는 생리를 시작하는 시기를 기준으로 삼는다. 그 외는 나이를 참고하는데 열 살 이후를 성인으로 본다. 이렇게 열 살을 기준으로 삼은 것은 성장의 기본 바탕이 되는 혈기가 이때 성립되기 때문이다.

일반적으로 이 나이를 기준으로 얼굴과 목 부위에 아토피 피부염이 나타나는 경우가 많다. 이것은 아이가 심리적·정신적으로 성장하면서 스스로 사고체계를 갖추어 가고 있음을 나타내는 것이기도 하다.

그런데 이들에게 찾아온 아토피 피부염은 여간 성가신 게 아니다. 긁어서 피가 날 정도로 가렵고 짓무르기까지 하니 이만저만 고민이 아니다. 차라리 여드름이 부러울 정도다.

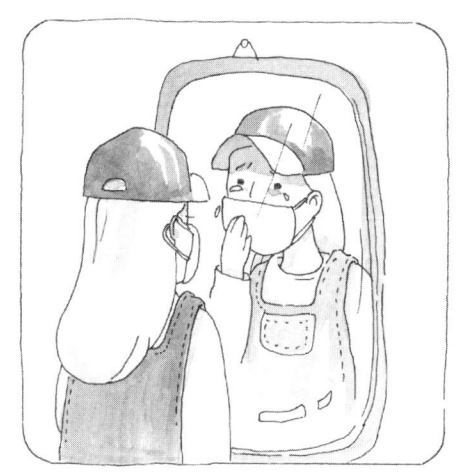

아토피 피부염을 앓는 사춘기 아이들은 대개가 우울하고 다른 사람과 눈을 마주치기조차 꺼려할 정도로 매사에 의기소침하고 교우 관계도 활발하지 않다. 온몸이 견딜 수 없을 만큼 가려우면 누구라도 예민해지고 신경질적으로 변할 수밖에 없다.

게다가 사춘기는 이성에 눈뜨는 시기라 또 외모에 대한 관심은 얼마나 많을 때인가. 그런데 얼굴에 울긋불긋 상처가 생기는 아토피 피부염이 있으면 다른 사람의 시선에 민감해질 수밖에 없다. 여기에다가 과중한 학습, 과외, 입시에 대한 심리적인 스트레스가 더해지면서 아토피 피부염 증상은 더 심해진다. 그야말로 지옥 같은 고통을 짊어진 것이다.

아토피 피부염이 있는 아이들은 이 시기에 부쩍 자기의 피부 상태에 대해 스트레스를 받고 고민한다. 이러한 심리적 스트레스가 아토피 피부염을 악화시키기도 해 약물요법만으로는 치료에 어려움이 많다. 그러므로 이 시기의 환자들은 성인 못지않게 스트레스

관리가 매우 중요하다.

언제부터인가 우리 시대는 외모지상주의가 득세하기 시작했다. 품성이나 실력보다 외모가 우위를 점해버린 것이다. 이런 세태 속에서 아토피 피부염을 앓는 청소년들의 마음 고생은 여간 심한 게 아닐 것이다. 해야 할 공부는 태산이고, 친구들과 어울려 놀고 싶은 마음도 하나 가득이고, 이성의 관심도 끌고 싶은데 남들이 보기에 꺼리는 아토피 피부염이라니…. 의사로서도 안쓰럽기 그지없다.

앞에서도 언급했듯이 한방에서는 성인의 기준을 여자의 경우 생리 시작 전후를, 남자의 경우 몽정의 시기로 잡는다고 하였다. 성장 발현이 나타나는 이 시기의 청소년들은 몸의 기운이 위로 상승하기 때문에 여드름이나 아토피 피부염 등이 얼굴 쪽으로 나타난다. 이 시기에 아토피 피부염 증상이 나타난 환자의 30퍼센트 이상이 5세 이전에 기관지 천식을 앓았거나 아토피 피부염을 앓았다가 다시 재발하는 경우이다.

사춘기에 나타나는 아토피 피부염의 증상은 수시로 변한다. 증상이 심해졌다가도 어느 한순간에 확 좋아지고, 이렇게 좋아졌다가 갑자기 나빠지기도 한다.

소아 때 나타났던 아토피 피부염이 사춘기에 접어들면서 심해진 경우 인내심을 갖고 치료에 임한다면 면역기능이 최고조에 이르는 12~13세에 소실될 수 있다.

사춘기 청소년들의 치료에서 가장 큰 어려움은 '환자 자신'이고 사춘기에 접어들면서 생긴 '자아'가 치료의 걸림돌이 될 때가 많다. 감정의 기복이 심하고 맹목적이며 무조건적인 청소년의 특징이 말해주듯이 이들은 내키지 않으면 막무가내로 치료를 거부하기도 한다. 증상의 변화가 심한 아토피 피부염인 만큼 인내심이 필요한데도 치료과정에 소극적이며 스스로 치료를 포기하기도 한다.

그래서 사춘기 청소년들의 치료에는 단순히 약물 치료에만 국한시키지 않는다. 한방과 양방을 병행하여 치료하는 한편 심리치료도 함께 해야 치료 효과가 높다.

아토피 피부염으로 울긋불긋해진 얼굴 때문에 고개 숙인 아이에게 약보다 먼저 주어야 할 것이 바로 자신감이다. 그래서 진료실에서 환자와 첫 대면을 하는 날, 환자와 하는 몇 가지 약속이 있다. 첫째, '얼굴을 들고 다녀라.' 둘째, '당당해져라.' 셋째, '자신감을 가져라.' 가 바로 그것이다.

사실 환자에게 쉬운 주문이 아니지만 바르게 일깨워주어 환자에게 아토피와 맞서 싸우겠다는 각오와 반드시 나을 수 있다는 자신감을 준다면 치료는 이미 반 이상 성공한 것이나 진배없다.

청소년기의 아토피 피부염은 소아에 비해 음식 금기가 많지 않다. 이미 인체의 면역기능이 성숙했기 때문이다.

최근 미국의 성인알레르기학회에서 낸 보고서에 따르면 성인의 경우 음식에 대한 알레르기 반응이 적다고 한다. 그렇다고 금하는 음식이 아예 없는 것은 아니다. 인스턴트 식품인 라면, 자장면, 햄버거 같은 패스트푸드 등은 치료하는 동안 금하는 대표적인 음식들이다.

청소년들의 아토피 피부염은 치료과정 중 증상이 현저히 좋아졌다가도 갑자기 나빠질 우려가 많다. 그러므로 식생활 관리나 약물의 오남용에 각별히 주의해야 한다. 특히 최근 부쩍 늘고 있는 건강보조식품에도 주의해야 한다.

요즘 어느 가정이나 자녀들의 성장 발육에 대한 관심이 지대하다. 그래서 가정에서는 아이들의 성장을 위해 식단을 짜고, 성장을 돕는다는 기구가 시판되고, 건강보조식품이 범람하고 있다.

아토피 피부염을 치료하는 데 있어 주의사항 중 하나가 음식관리라는 점 때문에 성장기 청소년인 자녀가 제대로 키가 크지 않을까 우려하는 보호자들이 적지 않다. 치료냐, 성장이냐를 두고 선택하라고 하면 환자나 보호자나 '성장'을 택할 만큼 외모지상주의의 시대를 살고 있기 때문이다.

한방에서 말해주는 치료와 성장이라는 두 마리 토끼를 동시에 잡는 방법은 바로 잠을 잘 자도록 해주는 것이다. 뇌하수체에서 나오는 성장 호르몬은 밤에 숙면을 취할 때 분비된다. 밤에 숙면을 이뤄야만 성장을 기대할 수 있다는 이야기다. 그런데 아토피 피부염은 밤에 특히 증상이 심해져서 가려워 긁다보면 잠을 설치기 일쑤다 보니 제대로 성장하길 기대하기 어렵다. 따라서 가장 우선적으로 이뤄져야 할 것은 밤에 푹 자는 일이다. 가려움에서 벗어나 제대로 숙면을 취한다면 아토피 피부염 치료는 물론이고 그 다음 자연스럽게 따라오는 '성장'이란 덤까지 얻을 수 있을 것이다.

청소년들에게서 빼놓을 수 없는 게 바로 운동이다. 아이들은 한창 성장기라 빠르고 격렬한 운동을 좋아한다. 자연 땀을 흘리는 경우가 많다. 그런데 아토피 피부염 환자들 중에는 땀을 흘릴까 봐 조심하는 이들이 많다. 땀에 대한 오해 때문이다. 항간에 땀을 흘리면 아토피성 피부에 좋지 않다는 이야기가 있는데, 이것은 한편으로는 맞고 한편으로는 틀리다.

땀은 피부가 호흡하고 있다는 증거이다. 곧 신진대사가 활발하다는 것을 보여주는 것이고, 땀을 통해 불순물이 빠져나가기도 한다. 그런데도 땀을 흘리면 가렵다는 이유로 땀을 내지 않으면 몸 안의 불순물이 빠져나가지 못한 채 그대로 쌓여 신진대사가 원활하게 이뤄질 수 없다. 이로 인해 신선한 혈액과 영양이 공급되지 못하면 피부색이 검게 변색되고, 딱딱해진다.

여드름은 청소년 시기의 상징이라고 하는데, 아토피 피부염을 앓는 청소년 중에는 여드름이 난 경우는 보기 힘들다. 청소년기의 성호르몬의 영향으로 여드름이 심해지지만, 아토피 환자는 여드름이 아니라 아토피 증상이 심해진다. 그래서 남학생의 경우에는 자위 행위를 했을 때 아토피 증세가 심해지는 것을 볼 수 있다. 이것은 남성호르몬인 테스토스테론이 피지선을 자극하여 여드름이 심해지는 것과 대조를 이루는 증상이다.

아토피 피부염을 앓은 여학생 중에는 생리불순인 경우가 많다. 이 경우는 여성생리 기간에 겪는 생리증후군은 호르몬계의 영향과 함께 면역계에도 불안정한 상태를 가져올 수 있다. 또한 정서적으로도 매우 민감해지고 피부에 좋지 않은 민감현상도 나타날 수 있는 것이다. 실제로 여성 아토피는 생리문제점을 함께 해결하여 치료할 필요가 있다. 생리불순은 한방적으로 기의 운행장애와 어혈 (혈액찌꺼기) 이라는 현상으로 이해를 하고 그 치료법도 자세히 강구되어 있다. 그래서 생리불순인 경우 혈액순환이 원활하지 않아 생리주기가 되면 피부 증상도 심해진다.

또 한가지 청소년기 아토피 피부염 환자들에게 당부하고 싶은 말은 머리 염색에 관한 사항이다. 염색이 피부 질환에 좋지 않다는 것은 이미 알려진 사실이다. 따라서 아토피 피부염을 앓고 있는 사람은 더욱 각별한 주의가 필요하다.

4) 미혼 여성의 아토피 피부염

사춘기 때 여드름 치료를 잘못하였거나 평소 알레르기 비염이나 천식이 있던 여성에게 아토피 피부염이 발생하는 경우가 많다. 직장생활에서 과도한 업무로 인한 과로와 스트레스, 대인관계에서 비롯된 심적 갈등이 발병 원인이 되기도 한다.

계절적인 요인도 무시할 수 없는데 특히 봄과 가을에 증세가 심해지는 경향이 있다. 동물들은 가을에 차가운 겨울을 준비하기 위해 털갈이를 한다. 마찬가지로 사람의 피부도 차가워지는 기후에 적응하기 위해 준비를 시작하는 때이다.

많은 여성들은 가을과 같은 환절기가 되면 피부가 건조해져 화장이 들뜬다고 호소한다. 하지만 이것은 피부가 긴 겨울을 지내기 위해 나름대로 준비를 하고 있는 것이다.

갑자기 수은주가 떨어져 추워지면 식물은 냉해를 입기 쉽다. 냉해를 피하기 위해 식물들은 잎에 남은 습기를 걷어낸다. 바람과 햇볕으로 습기를 말리고 씨앗을 단단히 여물게 하는 등 긴 겨울을 나기 위해 준비를 한다. 가을철 낙엽이 지는 것과 마찬가지로 사람의 피부가 건조해지는 것은 당연한 자연적 현상이다.

가을과 겨울철에는 유분 공급을 위한 피부 관리가 좋고, 봄과 여름에는 수분 공급을 높이는 피부 관리가 바람직하다. 그래서 아토피 피부염 치료를 위한 외용약을 조제할 때도 이러한 계절적인 요인을 감안하여 유수분 공급 비율을 맞춘다.

일반적으로 아토피 피부염의 치료 방법에는 두 가지가 있다. 하나는 아토피 피부염을 잠재우는 것이고, 다른 하나는 뿌리뽑는 것이다. 전자가 양방 치료법이라면 후자는 한방 치료법이라고 할 수 있다. 잠재우는 방법은 병을 안으로 깊숙히 갖고 들어가는 미봉책에 지나지 않는다.

미혼여성의 경우에는 시기적으로 성인아토피에 속하기 때문에 아토피 증상이 얼굴과 손에 많이 나타난다. 그래서 사회생활을 하기가 여간 불편한 것이 아니다. 더군다나 화장을 할 수 없는 부분이 매우 불편한 부분이고 속상한 일이다. 그래서 임상에서 보면 스테로이드가 좋지 않다는 것을 알면서도 어쩔 수 없이 사용할 수 밖에 없는 것이다. 그리고 다이어트나 기타 여러 가지 이유로 건강하게 음식을 섭취하지 못하는 습관이 있다.

이 시기의 아토피 증상은 임상적으로 살펴보면 소음인과 소양인이 주로 많다. 소음인의 경우에는 자기 몸에 알맞은 음식을 건강하게 섭취하지 못하는 것이 주요 원인으로 작용하고 있고, 소양인의 경우에는 직장에서 사소한 일에도 쉽게 열을 받아 얼굴에 아토피 증상이 심해지는 것을 많이 볼 수 있다. 그래서 이 시기의 아토피 환자들은 규칙적인 생활습관이 매우 중요한 치료 포인트가 되고 스트레스 해소가 치료의 관건이 된다. 즉 소음인의 경우에는 규칙적으로 밥을 먹어 영양과 혈액이 부족하지 않도록 해야 하며, 소양인의 경우에는 마음에 여유를 갖는 생활 자세가 꼭 필요한 것이다.

또 한가지는 화장품을 잘못 사용하여 생기는 경우다.

일반적으로 피부를 분류할 때 '민감피부' 라는 말을 많이 사용하는데 이것은 알러지나 아토피의 소인이 있는 사람의 피부가 많다. 그래서 알러지나 아토피의 과거력이 있는 사람들의 피부관리는 매우 신중하게 해야 된다. 왜냐하면 몸의 면역계가 조금만 불안정해져도 아주 작은 자극에도 쉽게 트러블을 일으키기 때문이다. 그래서 어느날 화장품을 바꾸고 나서 갑자기 얼굴에 가려움증과 각질이 심해지며 아토피가 생기는 경우를 흔히 본다. 또는 피부 관리를 받고 난 이후 아토피 피부가 얼굴에 생기는 경우도 많다.

그래서 민감피부의 경우에는 얼굴에 화장을 할 때나, 화장품을 선택할 때 매우 신중하게 접근하여야 된다. 그리고 이미 알러지나 아토피가 있는 경우에는 치료가 되기 전까지는 가급적이면 얼굴에 보습제나 순한 로션 외에 아무것도 사용하지 않는 것이 훨씬 효과적이라는 것은 임상을 통해서도 확인된 사실이다.

왜냐하면 얼굴 피부는 인체에서 가장 강한 피부이지만, 반대로 한 번 트러블이 생기면 다른 곳보다 민감하게 반응하기 때문이다.

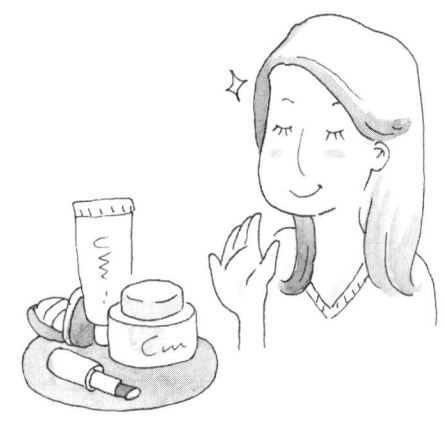

✚ 양방 치료의 후유증

환자들은 대부분 양방치료를 거쳐서 온다. 길고 지루한 치료과정을 거치면서 환자는 양약으로 '단련되어' 있는 경우가 허다하다. 이런 환자를 한방으로 치료하다 보면 치료과정에서 일시적으로 증세가 악화되는 리바운딩 현상이 나타난다. 아토피 피부염 치료에 있어서 양약과 한약을 병행 치료할 때 서로 상충하는 부분이 있는 게 사실이다. 왜냐하면 양약의 항히스타민 제제와 스테로이드 제제(부신피질 호르몬제)가 한약에 대해 차단을 하기 때문이다. 다시 말해 면역반응을 연쇄적으로 일으키는 연결 고리를 차단하기 위해 사용하는 면역 억제제인 스테로이드는 면역반응 자체를 일으키지 못하도록 면역 억제 역할을 한다.

독소, 항원으로 불리는 물질이 인체에 들어오는 경우와 정상적인 단백질(세포)임에도 불구하고 면역을 담당하는 면역세포의 혼돈으로 인해서 생긴 알레르기 아토피 피부염을 치료하기 위해 한방에서는 정화요법과 약물요법을 병행하고 있다.

　정화요법은 독소와 항원을 배출·배설하는 치료법이며 약물요법은 항원 인식 능력에 혼돈을 일으킨 면역세포로 하여금 정확하게 항원을 인식할 수 있도록 하는 약물을 투여하는 것이다. 약물 투여로 활성화된 면역세포는 혼돈에서 벗어나게 된다.

　정화요법의 경우 항원 인식 능력에 큰 혼란이 없는 대신에 항원(독소)에 대한 면역반응이 반복되는 것을 차단시키는 방법이다. 이를테면 항원 유입→면역반응→유입→면역반응으로 이어지는 연쇄 고리를 끊도록 항원의 유입을 봉쇄하는 것이다.

　약물요법은 면역세포의 항원 인식 능력에 문제가 있는 만큼 한약을 통해 면역계를 활성화시켜 항원 인식 능력을 업그레이드시킨다. 그리하여 활성화된 면역계가 항원과 격렬하게 전투를 치르게 하는데 이 과정에서 피부의 상태가 약물 요법을 사용하기 전보다 심해지는 현상을 보이기도 한다. 이것을 리바운딩 현상이라고 하는데, 이때 환자가 심리적으로 동요를 보인다.

　양방 치료를 줄곧 해오던 환자가 한방 치료과정에서 스테로이드 사용을 중지하기 때문에 이로 인한 금단 증상을 보이기도 한다. 때문에 스테로이드 제제를 일시에 끊기보다는 서서히 단계별로 줄여나가는 방법을 사용하는 경우가 많다.

5) 성인 아토피 피부염

면역학적으로 고착화된 성인 아토피 피부염은 면역 조절이 쉽지 않아 치료도 쉽지 않다. 치료 기간 역시 소아와 비교했을 때 훨씬 길다. 그리고 어려서부터 아토피 피부염을 앓으며 장기간 약물을 사용해왔다면 치료는 더더욱 어렵다. 음양 불균형 상태가 매우 심화되어 치료 과정에서 여러 부작용과 예기치 않은 증상이 나타날 수 있기 때문이다.

불균형 상태가 오랜 기간 지속되어 왔기 때문에 음양허실의 편차를 조절하는 데에도 많은 시간이 필요한 것이다.

음양허실의 편차가 너무 심해지면 한의학적으로는 음양이 착잡(錯雜, 서로 섞임)되어 있다고 말한다. 다시 말하자면 음과 양이 서로 섞여 실타래처럼 엉켜 있다는 것이다. 따라서 얽힌 실타래를 달래며 풀듯 치료도 하나씩 하나씩 천천히 풀어나가야 하는, 순리적인 치료법을 써야 한다. 아토피 치료에는 왕도가 없기 때문이다. 소아와 비교했을 때 성인 아토피 피부염 치료가 어려운 것도 이러한 이유에서다.

✚ 유형별로 알아본 성인 아토피 피부염

① 다혈질형(비만형)

살집이 발달하여 체격이 좋고, 얼굴이 붉은 사람, 성격이 불 같아서 쉽게 화를 냈다가도 진정되는 사람, 평소 음식을 과식하거나 폭식하는 습관이 있는 사람을 한의학적으로는 다혈질이며 습열이 많은 사람으로 구분한다.

이런 사람들은 일반적으로 덥고 습한 여름철에 피부 질환이 심해지는 경향이 있다. 피부에 진물이 나거나 종기가 생기기 쉬우며 한번쯤 농가진(膿痂疹 : 고름있는 물집)을 경험한 경우가 많다.

이런 사람에게는 몸의 습열을 제거하는 방식으로 치료를 한다. 가미방풍통성산류를 응용하고, 생활요법으로 운동을 권한다. 운동을 하여 땀을 적극적으로 배출하면 치료에 도움이 되기 때문이다. 그리고 식생활에서 너무 기름진 음식이나 맵고 짠 자극적인 음식은 피하도록 한다. 체중관리가 중요하므로 운동을 통해 땀을 충분히 내고 과식을 피하며 군살을 빼는 것이 좋다.

추천할 음식은 율무, 콩, 다시마, 마, 버섯, 콩나물, 밤, 매실 등이 좋다.

② 비위허약형(소화기 장애형)

마르고 키가 크며 팔다리가 긴 사람, 얼굴이 창백하여 척 보기만 해도 기운이 없어 보이고 어지러움증이 있는 사람, 평소 밥 먹는 것을 무슨 쓴약 먹듯하며 먹는 데 관심이 유달리 없는 사람, 그리고 유난히 추위에 민감하여 가을이 오는 것을 가장 먼저 느끼는 사람, 조금만 과식해도 소화장애로 애를 먹는 사람. 이런 사람은 소화기능이 약해서 몸에 필요한 영양이 부족하기 쉽고, 팔다리를 비롯한 인체의 말초 부위에 혈액 순환이 순조롭지 못해 아토피 피부염 증상도 심해진다. 그래서 계절적으로는 봄과 여름보다는 차고 건조한 겨울철에 증상이 심해진다.

이 경우 치료를 할 때 소화력을 강화시키고 영양이 충분하도록 해주며, 몸을 따뜻하게 해주는 가미보중익기탕류를 응용한다. 또한 차가운 성질의 돼지고기나 익히지 않은 생선회 같은 음식은 피해야 하며, 따뜻한 성질의 소고기는 조금씩 섭취를 하는 것이 도움이 된다. 그러나 닭고기는 반드시 피해야 된다.

소화에 무리가 되는 음식이나 과식은 피해야 되며, 몸을 항상 따뜻하게 하는 데 신경써야 된다. 도움이 되는 음식으로는 찹쌀, 멸치, 시금치, 파, 아욱, 복숭아, 미꾸라지 등이 있다. 운동을 하되 땀을 너무 많이 내는 것은 좋지 않고 적당한 운동량을 매일 꾸준히 하는 것이 좋다.

③ 기울형(예민형)

이 유형은 이마를 찡그리고 진료실에 들어서는 첫 모습만 봐도 알 수 있다. 매우 예민하고, 스트레스를 받으면 먹던 밥이 체하는 사람, 자기 주장이 매우 분명하며, 평소 하복부 생리통이 심하고 가슴에 통증이 있으며 간혹 속이 미식거리는 경향이 있는 사람. 이런 경우는 기가 잘 울체되는 사람에 해당된다. 기가 순환이 되지 않고 정체되면 열독이 발생하여 피부 증상으로 나타난다.

이럴 때는 기가 잘 돌도록 하는 가미행기향소산과 가미평위산을 응용한다. 이렇게 예민한 경우에는 규칙적인 운동을 통한 스트레스 해소가 치료에 매우 큰 도움이 된다. 특히 성인이 되어 직장 생활을 시작하면서 스트레스가 누적되어 어느날 갑자기 아토피 증상이 생겼다는 여성이 많다. 그래서 이런 경우에는 스트레스 관리가 치료의 중요한 포인트가 된다.

스트레스에 민감한 사람이 많으므로 욕심을 버리고 편안한 마음자세와 숙면을 취하는 것이 좋다. 커피와 흡연은 삼가고 재미있는 운동과 취미생활의 여유를 갖도록 노력하는 것이 좋다. 노래방을 간다든지 종교생활을 하는 것도 도움이 될 수 있다.

④ 마르고 화가 많은 형

눈빛이 매우 날카롭고 강렬하며 얼굴을 보면 눈동자만 보이는 사람, 체격은 마르고 살집은 발달하지 않았으며, 두뇌 회전이 빠르고 호기심이 많은 반면 겁이 많은 사람, 이런 경우를 화(火)가 많다고 표현한다. 평소 잘 먹어서 에너지가 비교적 풍부하지만 쉬지 않고 움직이는 까닭에 에너지 소비 역시 많아 살이 좀처럼 찌지 않는다. 이런 유형의 사람은 피부가 거칠고 건조해지기 쉽다. 계절적으로 무더운 여름과 건조한 가을이면 증상이 심해지기 때문에 피부를 촉촉하게 적셔주면서 화를 달래는 방법으로 치료를 한다.

주로 가미보음사화탕을 응용하며 적절한 휴식과 함께 여유 있는 마음을 갖도록 한다. 심신수련을 겸할 수 있는 단전호흡이나 국선도 등이 도움이 된다.

생활관리는 성격이 급해 일처리와 판단의 속도를 너무 중시하다

실수를 많이 할 수 있는 경우이기 때문에, 마음의 여유가 제일 중요하다. 음식으로는 서늘한 음식을 섭취하여 심장의 화기(火氣)를 가라앉혀 주는 것이 좋은데, 조개류, 해삼, 포도, 모과, 전복 등 해조류를 많이 섭취하는 것이 도움이 된다.

⑤ 어혈형(여성형)

혈액 순환에 문제가 생기면 한방에서는 어혈(瘀血)이 생겼다고 말한다. 여성들의 생리불순도 어혈병에 속한다. 생리주기에 따라서 아토피 피부염이 심해지는 경우가 있는데 이런 경우에도 어혈 증상이 있는 것으로 본다. 이런 어혈이 인체의 윗부분에 있으면 코피나 잇몸 출혈, 혹은 구내염 등이 나타난다.

또한 자궁질환의 유무를 체크하는 것이 좋고 변비가 잘 생길 수 있으므로 평소 동규자차나 아욱국을 먹어서 변비를 해결하는 것이 도움이 된다. 배꼽 아래 단전 부위(丹田, 배꼽 밑 손가락 세 마디 위치)에 장기간 뜸을 뜨는 것도 도움이 된다.

치료법은 가미가감감로음을 응용한다. 몸의 아랫부분에 어혈이 있어서 변비가 있거나 소변을 시원하게 보지 못하는 경우에는 가미승기탕을 응용한다.

⑥ 담음형(음식 노폐물형)

몸의 체액 순환이 순조롭지 않아서 발생하는 것을 담음(痰飮)이라고 말한다. 담음이 있으면 평소 가래가 생기고 속이 미식거리며, 자주 어지럽고 담이 잘 결린다. 또한 얼굴에서 눈 아랫부분의 색이 어둡고 칙칙한데, 흔히 소아들의 경우에는 '알레르기 사인'이라고 표현하기도 한다. 이 경우도 정체되어 있는 담음이 열을 발생하여 피부 증상으로 나타나는 것이다.

담음형은 소화가 깨끗하게 되지 않거나 인스턴트 음식 등 좋지 않은 음식과 과식 등의 영향으로 오는 것이 많다. 그러므로 음식을 적게먹는 습관과 먹거리 관리를 더욱 철저히 할 필요가 있다. 인스턴트 음식, 빙과류, 탄산음료, 고단백의 과식 등을 피하는 것이 필수적이다.

그래서 한방에서는 음식을 잘 익혀 먹도록 하고 규칙적인 식사 습관을 매우 강조한다. 치료에는 가미이진탕류를 응용한다.

6) 노인기

노인을 계절에 비유하자면 겨울에 해당한다. 수분과 체액이 떨어지고 노화가 진행되는 만큼 피부 세포도 쉽게 건조해지며 각질이 잘 생기고 가렵다. 이것을 흔히 노인 소양증이라고 부르는데, 아토피 피부염 증상과 감별할 필요가 있다.

세포에는 사람의 일생과 마찬가지로 사이클이 있다. 생로병사가 바로 그것이다. 제 임무를 다해가는 세포에 활력을 높이는 방법에는 두 가지가 있다. 하나는 너무 빨리 노화되지 않도록 하는 것과 건강한 세포로 계속 대체될 수 있도록 도와주는 것이다.

그러기 위해서는 음식을 골고루 먹되 고단백, 고지방 위주의 식사보다는 모든 영양소를 골고루 섭취하는 게 바람직하다. 왜냐하면 노인 소양증이 있는 사람은 평소 당뇨나 고혈압 등의 만성 노인성 질환을 앓고 있는 경우가 많기 때문이다.

노인의 아토피 피부염, 즉 노인 소양증은 면역학적으로는 소아나 성인의 면역계의 혼돈과는 다르게 면역기능이 전반적으로 저하된 상태에서 찾아오는 경우가 많다. 따라서 치료방향은 세포의 활력을 높이는 데 중점을 둔다.

노인성 소양증의 특징은 증상이 심하진 않지만 만성적이고, 피부의 탄력을 잃고 피부색이 어두워진다는 점이다. 면역학적으로 노화된 피부는 자연면역과 T세포의 활성이 떨어져 있어서 인플루엔자나 기타 바이러스에 대한 저항력이 떨어지는 경향이 있다. 이러한 이유로 노인성 소양증은 만성적이며, 재발이 잘 되고, 계절적으로는 건조한 가을과 겨울에 많이 나타난다.

한방에서는 노인의 감기에 정기(精氣)를 손상시키는 약물을 경솔하게 쓰면 안 된다고 하였다. 왜냐하면 노인은 혈기가 쇠하고 정기가 약해진 만큼 함부로 발산지제(發散之製, 기운을 흩어주는 약물)를 사용할 경우 오히려 해가 된다고 보았기 때문이다. 그래서 노인의 감기는 정기를 보충하는 방법을 기본으로 하여 치료하라고 적고 있다. 이러한 원리는 한방에서 질병을 치료하는데 있어서 자연의 질서처럼 질병도 인체의 성장 단계에 맞추어 일정한 순서에 따라야 된다는 것을 의미한다. 또 바이러스나 세균 등도 자기가 머물 곳을 잘 파악하고 나타나는 것이며, 예고 없이 아무 때, 아무 곳에서나 나타나지는 않는다고 보는 한방의 질병관이다. 그래서 지산(芝山) 선생은 "아무나 병에 걸리는 것이 아니다. 그 놈의 생긴 꼬라지대로 병이 온다."고 갈파하지 않았던가.

한편 노인소양증의 경우에는 절대 스테로이드 외용제를 함부로 사용하지 말아야 된다. 왜냐하면 노인소양증은 앞에서도 말했듯이 다른 아토피와는 달라서 면역계의 불안정과 혼돈보다는 피부세포 노화에 따른 피부 건조증이기 때문이다. 그리고 스테로이드는 피부의 각질층을 파괴하고 약화시키는 부작용이 있기 때문이다. 피부의 각질층이 파괴되면 피부의 보호기능이 손상되어 피부표층에 있는 모세혈관들이 아주 미세한 충격에도 쉽게 파괴되어 피하출혈이 매우 빈번하게 생기는 것을 볼 수 있다.

그러므로 노인 소양증의 경우에는 기름기 성분이 많은 바셀린이나 기타 보습제를 사용하는 것이 훨씬 도움이 된다는 것을 명심하여야 된다.

또한 생활요법으로는 사우나나 목욕을 너무 자주하거나, 때를 너무 세게 미는 행위는 삼가야 된다.

5. 원인별 한방 치료

1) 태열형

태열은 주로 유아들에게 나타나는데 양볼과 머리에 증상이 생겨서 '영아습진'이라고도 표현한다. 증상을 보면 진물이 많고, 아이들이 울거나 보채면 얼굴이 벌개지면서 더 심해진다.

가려워도 스스로 긁지 못하는데다 말도 못하는 아이들이 울며 보채니 보기가 애처롭기 그지없다. 이 시기에는 엄마의 면역 물질을 받아서 인체를 방어하는 때다. 엄마에게 받은 항체가 면역을 담당하며, 음식물에 의한 이종단백이 아토피 증상을 악화시키고 유발시키는 중요한 인자가 되는 시기이다. 따라서 이 시기에는 어떤 종류의 음식을 먹느냐가 매우 중요하다.

태열의 원인은 유전적인 면과 임신중에 엄마가 먹은 음식물과 밀접하게 관련되어 있다. 한방에서는 임신부가 금해야 되는 생활 규칙이 있는데, 크게 음식 섭생, 심리적 안정, 그리고 성생활로 나눌 수 있다.

임산부는 임신중에 풋과일이나 고단백, 고지방의 육류를 불에 구운 것, 게와 새우 등 고단백 음식, 해물, 술, 약물 남용 등을 피해야 한다. 또한 산모의 정서적인 안정은 태교의 기본으로 여겼다. 특히 모유 수유는 신생아의 태열뿐만 아니라 정서 발달에 매우 중요한 요소이다. 하지만 부모가 체질적으로 알레르기 질환이나 아토피 경향이 있다면 숙고해야 할 부분이 있다.

태열형은 성장하면서 면역계가 더불어 성숙하여 전반적으로 안정을 찾게 되고 자연스럽게 치료될 확률이 높아서 비교적 치료가 쉬운 편이다.

⬦ 풋과일과 알러지

과거에 초등학교 교과서에는 풋과일에 대한 얘기가 나온다. 아이가 풋과일을 사먹고 나서 배탈이 나는 얘기인데, 면역학적으로 풋과일과 알레르기의 상관성을 알아본다.

지구상의 모든 생물은 본능적인 자기 방어기능을 지니고 있다. 이러한 방어기능은 자신의 종족을 보존하기 위한 최소한의 방어시스템이라고 볼 수 있는데, 식물의 경우에도 이러한 기능이 있다는 것을 최근의 연구보고가 있다. 식물의 경우에는 자신의 종족을 보존하기 위해서는 성숙한 열매를 맺어야만 종족을 보존할 수 있는데, 만약 덜 성숙한 풋과일 시기에는 자신을 지키기 위해서 독을 가지고 있는 것이다. 그래서 아이들이 풋과일을 먹는 경우에는 알레르기 현상을 일의킬 가능성이 많다. 한방에서는 오히려 식물의 이런 독성을 이용한 한약제들이 많다. 식물의 열매를 약재로 이용하기 위해서는 열매가 완전히 숙성하기 전에 채취하여 약으로 응용하는 것이다.

아토피 피부염이 있는 아이들의 엄마는 동물성 단백질을 제한하면서 반대로 과일을 너무 과다하게 섭취시키는 경우가 많다. 하지만 경우에 따라 어떤 과일은 아이의 아토피를 더욱 자극하기도 한다.

왜 이런 현상이 나타나는가?

가장 먼저 고려할 사항은 제철에 나는 과일과 음식을 먹이라는 것이다. 제철에 나지 않은 과일은 일단 작물을 재배하는 과정에서 자연의 법칙을 어길 수 있다. 그리고 장기간 저장하기 위해서는 여러 가지 약물을 사용하기도 할 것이며, 과일이 성숙하기 전 즉 풋과일일 때 수확을 하여 저장을 할 가능성이 많다. 이런 현상은 수입과일의 경우에는 훨씬 더 심할 것으로 추측이 된다. 겉으로는 다 익어 보이기는 하지만 실상은 덜 익은 과일을 수확하여 여러 가지 가공이나 약물을 사용하여 보관, 유통시킬 가능성이 매우 높다. 그래서 과일도 제철에 나는 과일과 가능하면 우리나라에서 나는 과일을 먹이는 것이 좋을 것이고, 아이들의 소화기는 아직 미성숙한 상태이기 때문에 너무 많이 먹이는 것은 오히려 배탈을 초래할 수 있는 것이다.

또한 털이 있는 과일인 키위, 복숭아와 토마토 참외 등은 알러지에 매우 민감하게 작용하는 경우가 많기 때문에, 이러한 과일은 더욱더 잘 익은 것을 먹이도록 신경을 써야 된다.

사례를 통해 '태열형' 아토피 환자의 치료 과정을 살펴보자.

✚ 임상 사례

◎-조한나(여·3세)는 먹성이 좋아서 평소 과식과 폭식을 하는 편이다. 변비가 있으며 한 번 감기를 앓으면 고열이 잘 나고 열경기를 한 경험(2회)도 있다.

임신중에 한나의 엄마는 시부모와 갈등을 겪었으며 이러한 갈등을 폭식과 과식을 함으로써 풀었다고 한다. 한나가 태어났을 때 양볼과 머리 부위에 태열이 심했다. 모유가 부족해 분유를 먹였는데, 처음 병원을 찾았을 때는 양볼과 팔 다리 부위에 아토피 증상이 나타나 있었다. 그동안 피부과에서 주는 양약 연고를 주로 사용했고, 증상이 심하면 양약을 먹었다고 한다.

한방으로 치료를 시작한 후 두 달 동안은 아토피 증상이 매우 심해졌으나 3개월이 지나면서 점차 피부 증상이 안정되어 갔다. 하지만 방심하여 음식 금기를 소홀히 해서 증상이 다시 심해졌다. 다시 치료한 지 2주 정도 지나자 증상이 호전되었다.

치료를 시작한 지 5개월쯤 되었을 때 또다시 증상이 심해지기 시작했다. 한나 엄마를 통해 원인을 하나하나 체크하던 중 일주일 전에 예방접종을 한 사실을 알게 되었다. 다시 3주 정도가 지나서야 피부 증상은 호전되었다. 한방 치료를 시작한 지 7개월 정도 경과하면서 가려움증은 현격하게 줄었다.

음식 관리를 꾸준히 하긴 하는데 워낙 아이의 먹성이 좋아서 먹으려는 아이와 실랑이하느라 엄마가 매일매일 고단한 나날을 보냈다. 아이 엄마는 아이의 먹성을 충족시켜주기 위해 고구마, 감자, 옥수수, 쌀과자, 뻥튀기 등을 간식으로 준비했다. 호전되었던 피부 증상이 약간 심해져서 다시 진단해 보니, 식적으로 인한 발열이어서 가미도씨평위산을 3일분 처방하였다. 그리고 9개월쯤 되었을 때, 밤에 자면서 기침하는 증상과 입냄새, 코피를 흘리는 증상이 줄어들었다.

2) 감기형

소아 아토피 피부염의 경우 음식 관리와 함께 주기적으로 감기 치료만 잘해 주어도 많이 호전될 수 있다. 따라서 감기 정도는 아이들 스스로 이겨낼 수 있다는 자신감을 갖는 게 무엇보다 중요하다. 아이들은 면역계의 성장이 부족한 상태라서 감기에 자주 걸릴 수밖에 없는데, 이 과정을 통해 자연면역과 특이면역이 균형을 이루며 성장하는 것이 중요하다. 왜냐하면 아토피와 면역성은 밀접한 연관을 맺고 있기 때문이다.

치료과정에서 아토피 피부염이 있는 환자들은 감기에 걸렸을 때 면역세포 중 감마 인터페론(Interferon-γ)의 양이 상승하면서 증상이 심해지는 것을 볼 수 있다. 감기 바이러스에 대한 정상적인 방어기능이 이뤄지고 있기 때문이다. 한방에서는 이때를 불필요한

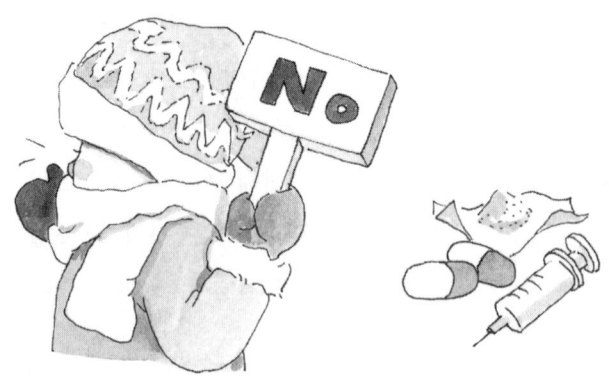

약물 남용을 피하면서 아토피를 치료할 수 있는 적기로 이용한다. 이때 한방으로 잘 치료하면 감기뿐만 아니라 알레르기 면역이 안정되는 것을 볼 수 있다. 감기도 치료하고 아토피 피부염까지 치료하는 일석이조(一石二鳥)의 효과를 거둘 수 있는 것이다.

그러나 항히스타민 제제를 비롯해서 감기약을 복용하게 되면 면역 항체가 증가한다. 따라서 알레르기 면역이 증강되어 아토피가 더 고착화되는 상황으로 빠질 수 있다. 아토피를 예방하기 위해서 불필요한 약물 남용을 피하는 것부터 시작하자. 감기처럼 사소한 질환쯤은 약을 먹지 않고도 극복할 수 있도록 아이들을 강하게 키우는 게 무엇보다도 중요하다.

불필요한 항생제나 스테로이드 등의 약물 남용은 성인에게도 마찬가지의 결과를 초래한다. 감기뿐만 아니라 기타 질환의 경우도 약물 남용을 삼가도록 노력해야 한다.

사례를 통해 '감기형' 아토피 환자의 치료 과정을 살펴보자.

✚ 임상 사례

◎ - 최보람(남·7세)은 태어날 때부터 태열이 있었으나 그다지 심한 정도는 아니었다. 그러나 네 살부터 아토피 증상이 갑자기 심해지더니 특히 환절기와 가을철이면 유독 심해지는 경향을 보였다.

몸이 마른 편으로 평소 더위를 잘 탄다. 아토피 피부염이 심하지 않을 때는 땀을 잘 흘렸는데 증상이 심해지면서 덥다고 하는데도 땀은 흘리지 않는다고 한다. 갈증을 심하게 느껴서 물을 자주 찾고, 알레르기 비염 증상도 있었다. 화가 많고 몸이 건조해지기 쉬운 체질이다.

처음 병원을 찾아왔을 때 팔 다리가 접히는 부위뿐만 아니라 등 부위에도 아토피 증상이 있었다. 피부는 매우 건조하고 뜨거운 상태였다. 이런 경우에는 피부 증상이 음과 양 부위 모두에 나타났다고 판단할 수 있다.

환자의 체질적인 경향과 아토피 증상을 종합적으로 판단을 하여 치료를 시작했다. 우선 피부를 물로 촉촉하게 적셔주면서 시원하게 해주는 것을 목표로 한약을 처방하였다. 치료를 시작한 후 증상이 다소 심해지기는 했으나 2주가 지나자 증상이 호전되기 시작했다. 그러나 여전히 피부 상태는 건조했다.

3개월이 되자 가려움증은 많이 나아졌는데, 특이하게도 등 부위는 여전히 가렵다고 하였다. 치료를 시작한 지 4개월쯤에 보람이가 환절기 감기에 걸렸다. 열이 나면서 가려움증이 매우 심해지더니 알레르기 비염 증상까지 보였다. 아침마다 콧물, 재채기, 코막 힘이 심해져 아이가 숨쉬기도 힘들어했다. 일단 복용중이던 아토피 약을 중단하고 감기약인 가미형방패독산을 3일분 투여했더니 감기 증상과 알레르기 비염 증상은 물론, 아토피 피부염 증상까지 같이 좋아졌다. 특히 등 부위의 가려움증이 많이 없어졌다. 그래서 감기 증상이 나았는데도 감기약을 일주일 더 투여한 뒤 다시 아토피 약을 복용시켰다.

3) 음식형

아토피 피부염 환자를 치료하는 의사로서 종종 난감한 상황에 부딪힐 때가 있다. 그동안 치료가 순조롭게 이뤄지던 아이가 어느 날 갑자기 증상이 심해져서 부리나케 병원으로 찾아오는 경우이다. 갑자기 증상이 심해질 이유가 특별히 없는 경우 짐작이 가는 부분은 음식밖에 없다. 부모에게 아이가 최근에 무엇을 먹었는지 물어보았다.

"햄버거 한쪽 먹고 갑자기 심해졌어요."

"감자 튀김을 먹고 심해진 것 같아요."

이 경우 혈액 면역검사를 해보면 대부분 잘못된 음식을 섭취한 경우 많이 나타나는 IL-4(인터루킨-4)가 활성화돼 있는 것이 관찰된다. 성인보다 소아들에게서 많이 나타나는 현상으로 아토피 피부염에서 음식 관리가 차지하는 비중이 얼마나 큰지 알 수 있는 부분이다.

일반적으로 아토피 피부염의 경우 음식 금기 사항은 크게 두 가지로 나눌 수 있다. 하나는 이종단백으로 작용할 수 있는 음식물에 관한 것이고, 또 하나는 한방에서 말하는 음식의 성질에 따른 금기 사항이다.

① 이종단백으로 작용할 수 있는 금기 음식

대표적인 음식으로는 달걀·우유·땅콩·사골국물·돼지고기·닭고기·소고기·개고기·인스턴트 식품·각종 고단백질 외에 방부제, 색소첨가제, 인공 감미료가 첨가된 식품 등이 여기에 속한다.

환자에 따라서 위에 열거한 음식 중 일부에 대해서는 반응을 보이는데, 다른 음식에 대해서는 반응을 보이지 않는 경우도 있다. 왜 그런지 원인을 알 수 없기 때문에 현재로서는 환자에게 음식을 먹여본 후 그 반응을 면밀하게 관찰하는 방법밖에 없다.

치료과정에서 음식 알레르기 검사나 스킨 테스트를 참고를 하기도 하지만 검사결과와 환자에게서 나타나는 현상이 일치하지 않는 부분이 많아 정확한 원인을 알기가 어렵다. 위에 열거한 음식 외에도 환자에 따라서 아토피 증상을 악화시키는 음식이 또 있을 수 있다는 사실을 유념해야 한다.

② 음식의 성질에 따른 금기 음식

아토피 피부염은 피부에 열이 있는 상태이기 때문에 맵고 자극적인 음식은 가급적 피하는 것이 원칙이다. 한열온량에 따른 금기 음식은 체질적인 특성에 따라 가려야 되는 음식이 있다는 것에 근거를 두고 있다. 예를 들어 열이 많고 마른 소양인 체질은 뜨거운 성질의 음식을 피하고, 몸이 차고 소화력이 떨어지는 소음인 체질은 차가운 성질의 음식을 피해야 된다는 것이다.

체질에 따라서 먹어서 좋은 음식과 그렇지 않은 음식을 정리해 놓은 도표가 있으니 체질적인 경향이 분명한 분들은 '체질과 음식 도표(P134~135)'를 참조하기 바란다. 그러나 아토피 환자들은 기본적으로 고단백식을 피하는 것을 원칙으로 가져가며 음식을 편식하지 않고 골고루 섭취하는 것이 좋다.

사례를 통해 '음식형' 아토피 환자의 치료 과정을 살펴보자.

✚ 임상 사례

◎-임은혜(여·4세)는 약간 뚱뚱한 편으로 평소 닭고기, 인스턴트 음식을 매우 좋아했다. 태열은 없었으나 두 살 때 수두를 앓고 나면서부터 피부에 발진이 생기고 가려움증이 심해졌다고 한다. 처음 찾아간 피부과에서 준 외용 연고를 바르면 증상이 나아졌지만 그후 가려워하기는 해도 증상이 심하지 않아 외용 연고는 사용하지 않았다.

그러던 어느 날 은혜가 감기에 걸려 심한 기침을 하는데 가래가

섞인 기침이었다. 기침은 잠잘 때와 새벽녘에 심했고 열이 올라 감기약을 달고 살다시피했다고 한다. 그러면서 피부 가려움증이 심해지더니 아토피성 증상이 나타나기 시작했다.

엄마는 아이에게 음식을 가려 먹일 요량으로 음식관리를 했으나 아이가 보채거나 울면 아빠가 엄마 몰래 햄버거나 치킨 등을 먹였다고 한다. 처음 병원에 왔을 때 은혜의 증상은 전형적인 소아 아토피 피부염이었다. 특히 얼굴 부위의 증상이 심했고 종기가 나타나고 있었다.

치료에 앞서 환자의 체질과 병력을 중심으로 전체적으로 증상을 종합한 결과 음식관리를 하지 않아서 증상이 심해졌다는 결론을 얻었다. 그래서 식적에 사용하는 도씨평위산을 응용하여 처방하고, 아이의 아토피 치료를 위해 약보다는 음식관리를 철저히 지키는 게 치료의 지름길이라는 점을 강조했다.

음식관리를 하면서 치료를 시작하여 감기로 인한 기침과 가래 증상은 호전되었으나 피부 증상은 더욱 심해졌다. 6주가 되어도 피부 증상이 호전되지 않아 또다시 원인을 찾기 위해 환자의 생활 전반을 하나씩 짚어나가다 보니 과거에 천식 약을 장기간 투여해 왔음을 알게 되었다.

아마도 천식약과 감기약에 항히스타민 제제가 들어 있어서 증상이 심해진 것 같고, 다른 환자에 비해 치료 기간이 길어질 것 같다고 보호자에게 설명해 주었다. 그리고 8주가 지나면서 피부 증상이 안정되기 시작했다. 빠른 속도로 호전되어 가던 중, 다시 증상이 악화되었다. 원인을 찾아보니, 그동안 잘 지켰던 금기 음식을 아빠가 아이에게 먹인 사실이 드러났다. 다시 피부 증상이 심해지고 이와 함께 기침, 가래가 심해져서 가미사백산을 투여했다. 그리고 거듭 음식 관리의 중요성을 강조했다. 그후 5개월이 지나면서 아이는 더 이상 피부를 긁지 않게 되었고, 가끔씩 과자나 아이스크림을 먹을 때 외에는 약간 가려워하는 증상만 보였다.

약물 투여를 중단하고 앞으로 3개월 정도 음식 금기 사항을 꼭 지켜달라고 당부하였다.

4) 세균형

아토피 피부염을 치료하다 보면 2차 감염이란 힘든 상황을 경험하게 된다. 일부 환자들에게는 2차 감염으로 피부 발진과 농가진 같은 수포성 발진이 생긴다. 감기 증상처럼 약간의 열과 함께 발진이 심하지 않은 경우가 있는가 하면 보기에도 안쓰러울 정도로 증상이 심한 경우가 있다.

한방에서는 2차 감염이 심할 경우 한방 치료만 고집하지는 않는다. 간혹 패혈증과 유사한 상황까지 겪을 수 있기 때문이다. 따라서 환자에게 그러한 사정을 충분히 설명해 준 후 항생제와 양방 치료의 도움을 적절히 받을 것을 권한다. 환자들에게 2차 감염을 겪게 하지 않고 아토피가 호전되는 방법을 찾을 수 없을까? 아토피를 치료할 때마다 나를 괴롭히는 문제이다. 그러나 가벼운 2차 감염 증세라면 약물 치료에 의존하지 않고 그냥 견뎌내는 게 결과적으로는 아토피 피부염 치료에 도움이 된다고 확신한다.

2차 감염이 된 상태에서 면역검사를 해보면 감마 인터페론 수치가 급증하는 경향을 보이다가 3~4주 정도 경과한 후 2차 감염이 안정되면서 아토피 증상이 현저하게 좋아지는 것을 볼 수 있다. 이때 면역검사에서 나타난 것을 관찰하면 알레르기 면역에 관여하는 면역세포가 안정되어 있음을 볼 수 있다.

이러한 결과를 통해 나는 2차 감염을 아토피 피부염의 악화로 보지 않는다. 오히려 자연면역계를 활성화시키고 전체적인 면역계의 안정에 도움을 주는 측면이 있다고 생각한다. 실제 치료과정에서 보면 2차 감염은 환자들이 받아들이기 힘든 상황으로 다가오는 게 사실이다. 하지만 이 상황이 치료과정 중 하나고, 앞으로 진행될 치료 방향에 확신이 든다면 크게 우려할 필요는 없다.

사례를 통해 '세균형' 아토피 환자의 치료 과정을 살펴보자.

✚ 임상 사례

◎-송범호(남·5세)는 약간 뚱뚱한 체형으로 평소 땀을 많이 흘리는 아이다. 태열이 심하진 않았으나 2년 전 여름에 농가진을 앓고 난 후 아토피 피부염 증상이 심해졌다.

계절적으로는 여름에 증상이 심해지는 경향이 있고, 땀이 나면 가려움증이 더 심해져 여름이면 에어컨을 늘상 켜두어 집안 온도가 항상 20도를 넘지 않게 조절해 왔다고 한다.

　병원을 처음 방문했을 때는 피부에 농가진을 앓고 난 흔적이 있었고, 2주 전에도 농가진을 심하게 앓아서 양약으로 치료를 했다고 하였다.

　치료에 앞서 한방치료가 시작되면 다시 농가진이 나타날 것이라고 주의를 주었다. 2주가 지난 후 환자가 병원을 찾았을 때 감기 증상처럼 열이 나면서 피부에 농이 든 수포가 생겼다. 농가진으로 진단하고, 이러한 2차 감염은 일반적으로 치료기간이 1~3주간 정도 필요하며, 만약 열흘 정도 지나서도 수포 증상이 소실되지 않으면 양방 치료를 병행하기로 했다.

　사실 아토피 피부염의 경우 2차 감염 증상은 자연면역이 회복될 수 있는 절호의 기회나 마찬가지다. 따라서 이때는 무엇보다 음식 관리를 철저히 해야 한다. 무엇보다도 육류, 기름기 있는 음식, 밀가루 음식 등은 절대로 먹어서는 안 된다고 주의를 주고, 함께 이겨나가기로 약속했다. 아이는 엉덩이와 무릎 뒷부분에 있는 수포가 너무 심해져서 걷기조차 힘겨워했다.

　그러나 9일이 지나면서부터 수포가 하나둘씩 소실되기 시작하더니 4주가 되자 농가진이 완전히 소멸되었다. 더불어 가려움증이 어느새 사라졌다. 그후 이 환자에게는 신체적인 성장과 면역을 증강시키는 약을 투여하였다.

5) 스트레스형

병원을 찾는 성인 아토피 피부염 환자들 중에는 어느 날 갑자기 아토피가 생긴 경우가 적지 않다. 환자들의 이야기를 들어보면 하나의 공통점을 찾을 수 있는데, 바로 심한 스트레스를 겪고 나서 갑자기 아토피가 생겼다는 것이다.

시부모와의 갈등이나, 사업의 어려움, 이성 문제, 수험을 앞둔 스트레스 등등.

이렇게 모두들 사연은 달랐지만 심각한 스트레스를 겪었던 것이다. 아직 그 원인이 밝혀지지 않았지만 스트레스는 체내 호르몬계를 변화시켜 면역계를 불안정하게 만든다는 것은 널리 알려진 사실이다. 그리고 스트레스는 코티솔이라는 스트레스 호르몬의 분비량을 증가시킨다. 그 외에 스트레스는 대사관계에도 문제를 일으키는 것으로 알려져 있다.

아무튼 스트레스로 인해 아토피 피부염이 심해진다는 것은 스트레스가 호르몬계와 면역계의 불안정을 초래한다는 반증이다. 스트레스로 악화된 아토피 피부염을 한방으로 치료할 때에는 음양허실의 체질적 경향성에 따라서 치료가 이뤄진다. 여기에는 무엇보다도 심리적인 안정과 리듬 있는 생활, 욕심을 버린 편안한 마음 자세가 중요하다.

사례를 통해 '스트레스형' 아토피 환자의 치료 과정을 살펴보자.

✚ **임상 사례**

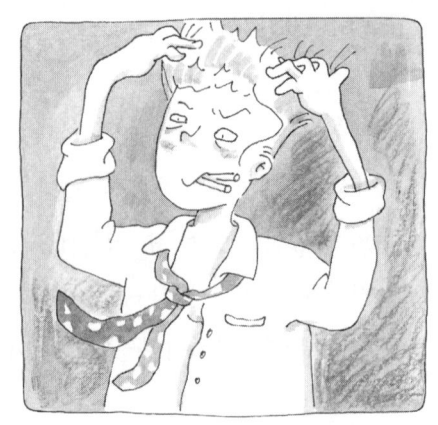

◎-중학교 교사인 이혜숙(가명·여·39세) 씨는 얼굴이 약간 각이 져서 첫인상이 강해 보였다. 그녀는 얼굴에 아토피 피부염 증상이 있었고, 특히 이마 부위가 심했다. 어렸을 때부터 알레르기 비염 증상이 약간 있었지만 특별히 치료를 받을 정도는 아니었다고 한다. 그동안 아토피 피부염 증상이 없었는데 결혼하고 나서 남편과 불화를 겪으면서 가려움증이 나타나기 시작했다. 가려움증이 심해 수업을 하는데 지장이 있을 정도라고 한다. 이때부터 전국의 유명 피부과와 대학병원 순례가 시작되었다.

하지만 좀처럼 가려움증이 낫지 않자 약물치료에 의존해 온 그녀는 자연요법으로 바꾸기로 결심하기에 이르렀다. 인터넷을 통해 얻은 정보에 힘입어 시작한 게 땀을 빼는 것이었다. 사우나에 열심히 다닌 보람이 있어서인지 처음 얼마간 차도가 있는 것 같아 땀을 내는 데 더 열심이었다. 사우나에 매일 가는 것으로도 부족하여 하루에 두 번 찜질방을 다니기도 했다고 한다. 그러나 일주일이 지나자 가려움증이 더 심해지더니 마치 화상을 입은 것처럼 까맣게 변색되어 버렸다.

결국 땀내기를 중단하고 공기 좋은 곳을 찾는 게 좋다는 이야기를 듣고 등산 모임에 가입하였다. 매주 등산을 다니니 피부 증상은 크게 나아지지 않았지만 심리적인 스트레스는 많이 해소되었다. 가려움증도 견딜 만해져서 약을 쓰지 않고 생활하였다. 그러던 중, 학부모의 소개로 본원을 찾아온 것이다.

이혜숙 씨의 경우가 바로 스트레스로 인한 기울 현상이다. 기가 울체되면 울화가 발생하고 인체 상부에 열독이 생기기 때문에 얼굴 중에서도 특히 이마 부위에 증상이 심해진 것이다.

치료를 시작하면서 환자에게 아토피 치료의 핵심은 스트레스 관리에 있다는 점을 강조하였다. 스트레스를 적절하게 조절하지 못하면 치료가 힘들어질 것이라고 설명해 주었다. 환자 본인도 지금까지 경험해 온 것을 바탕으로 쉽게 납득하였다.

울화를 해소시키기 위해 가미사칠탕을 응용하였더니 피부 증상이 매우 빠르게 호전되어 갔다. 2개월이 되었을 때는 약간의 가려움증은 남아 있었으나 피부 상태가 몰라보게 좋아졌다. 그후 여름방학에 유럽여행을 간다고 해서 적극 권유하였다.

우울한 기분을 전환할 수 있는 좋은 기회이며, 즐겁게 여행하고 돌아오면 피부 증상도 많이 호전될 수 있다고 일러주었다. 환자가 한달 동안 유럽여행을 마치고 병원을 찾아왔을 때 놀랄 정도로 피부 상태가 좋아져 있었다.

"선생님, 아토피가 다 치료된 것 같아요."

전에 아토피 증상이 있었다고 해도 믿을 수 없을 만큼 피부가 좋아졌다. 그후 더 이상 약물 투여를 하지 않고 규칙적인 생활과 운동을 통해 스트레스를 적절히 관리하도록 지시했다.

6) 스테로이드형

스테로이드 연고를 장기간 사용해 온 아토피 피부염 환자들은 대개 온몸의 피부와 얼굴 피부가 어둡고 칙칙하게 변해 있다. 이것은 피부 세포에 항원이 계속 누적되어 세포가 경화되면서 피부까지 딱딱해졌기 때문이다. 뿐만 아니라 면역세포의 활성도 저하되어 있다. 이런 환자의 혈액검사 소견을 보면 IL-4가 증가하고, 감마 인터페론이 감소해 있는 것을 알 수 있다.

스테로이드 의존형 환자의 경우 한방 치료를 시작하면 갑자기 증상이 심해진다. 왜냐하면 스테로이드에 의해 일방적으로 억제되어 있던 면역 활성도가 갑자기 증강하면서 나타나는 현상이기 때문이다. 하지만 초기에는 증상이 심해졌다가도 꾸준히 치료하다 보면 증상이 개선되니 겁먹을 필요는 없다. 일단 한 번은 겪고 넘어가야 할 일로 생각해야 한다. 정상 면역 시스템으로 돌아가기 위한 방향 선회에서 나타나는 증상이기 때문이다.

스테로이드제를 얼마 동안, 또 어느 정도 사용했는지 가늠해 보면 한방 치료의 기간과 예후를 판단할 수 있다. 일정 기간 치료를 하고 나면 스테로이드의 그늘에서 벗어나게 되고, 비록 피부색에 충혈 경향이 있다 하더라도 피부 윤기와 탄력이 밝게 회복된다.

환자의 피부 윤택이 점차 좋아지는 것을 보면서 간접적으로 예후를 판단하기도 한다. 임상 경험에 미루어 보면, 오랜 기간 스테로이드제에 의존한 환자일 경우 치료가 쉽지 않다. 특히 스테로이드 약물을 장기간 내복한 경우에는 초기에 금단 증상이 나타나기도 한다. 그러므로 아토피 환자들은 스테로이드제 사용에 신중을 기해야 한다.

사례를 통해 '스테로이드 의존형'의 치료 과정을 살펴보자.

✚ 임상 사례

◎-이한길(남·32세) 씨가 처음 진료실에 들어서는 모습을 보면서 한눈에 스테로이드제를 많이 사용한 환자라는 것을 알 수 있었다. 피부가 검게 변색되어 있었고, 만져보니 딱딱한 게 벌써 태선화가 진행되고 있다는 것을 알 수 있었다. 이런 경우를 중증 아토피 피부염으로 진단한다. 환자와 면담하면서 그간의 병력을 들었다. 어렸을 때부터 지금까지 계속 스테로이드와 항히스타민 제제 외에도 외용 연고를 써왔고, 이미 백내장 수술을 받은 경험이 있었다.

이런 경우 한방으로 치료하기란 결코 쉽지 않다. 하지만 환자 스스로 조금이라도 가능성이 있으면 치료를 받아보겠다는 희망이 강해서 치료를 시작하였다. 환자나 의사인 나에게도 힘든 나날이 시작되었다. 그러나 환자의 의지가 워낙 강하고 힘든 치료를 잘 견뎌내 피부 증상은 호전되어 갔다.

그러던 어느 날 환자에게 전화가 왔다. 면접볼 일이 있는데 양약을 조금 쓰면 안 되겠냐는 문의였다. 할 수 없이 의사와 상담하여 최소한의 양만 쓰도록 했다. 면접이 끝난 후 다시 병원을 찾아왔을 때 면역검사를 해보니 우려했던 대로 알레르기 면역을 담당하는 IL-4의 수치가 매우 높게 나타났다. 다시 원점으로 돌아가 길고 힘든 여정을 시작해야 했다. 그러나 피부 증상은 처음과 달리 좀처럼 회복되지 않았다.

나는 지금 참담한 심정으로 이 글을 적는다. 아토피 피부염 환자들의 고통은 이루 말할 수 없을 정도다. 다른 환자들과 달리 이중, 삼중의 고통을 겪는다. 일상생활은 물론 사회생활을 하면서 아토피 치료를 해야 하기 때문이다. 일부 연구 보고에 의하면 중증의 성인 아토피 피부염은 자가면역 질환과 매우 유사한 패턴을 가지고 있다고 한다. 일반적으로 자가면역 질환이라고 하는 것은 현재까지는 치료법이 없으며, 약물에 의존할 수 밖에 없는 질환을 말한다. 우리 주변에서 가장 쉽게 찾아볼 수 있는 자가면역 질환 중의 하나가 바로 관절염이다. 관절염의 경우에도 면역반응을 억제하는 스테로이드 제제를 울며 겨자먹기로 사용할 수밖에 없는 질환이다.

일본의 니와 유끼에는 필자에게 중증의 성인 아토피는 스테로이드를 사용하지 않고는 관리가 어렵다는 말을 했던 적이 있다.

필자의 작은 소망이 하나 있다면 아토피 피부염은 조기 치료를 하면 분명히 완치가 되는 질환이며, 스테로이드사용을 최소한으로 한다면 성인 아토피도 분명히 치료가 된다는 것을 이 글을 읽는 독자들이 알았으면 하는 것이다. 그래서 어떤 경우라도 스테로이드 사용만큼은 신중에 신중을 기할 것을 당부하는 마음이다.

아토피 피부염 Q & A

Q 아토피 피부염을 한방으로 치료하면 초기에 심해진다는데 왜 그런가요?

A 한방 치료를 시작하면 초기에 아토피 피부염이 심해지는 경우가 많습니다. 흔히 '리바운딩 현상'이라고 합니다. 이것은 두 가지 측면에서 해석할 수 있습니다. 첫째는 기존에 사용해 오던 양약 제제를 중단했기 때문에 오는 리바운딩 현상입니다. 피부과에서 아토피 피부염에 사용하는 스테로이드 제제, 항히스타민 제제 등은 면역기능을 억제하는 효과가 있기 때문에 중단하면 일시적으로 증상이 더 심해지게 됩니다. 둘째 이유는 한약 성분이 면역기능을 촉진시키는 효과가 있기 때문입니다. 그간 누적되어 있던 항원들과 적극적인 반응을 일으키도록 유도하기 때문에 초기에 일시적으로 심해지는 것입니다. 따라서 이것은 아주 자연스러운 현상입니

다. 하지만 이 기간이 지나고 나면 안정권에 접어들게 됩니다.

Q 한방으로 치료하면서 양약을 병행하면 안 되나요?

A 기본적으로 한방과 양방은 아토피 질환을 보는 관점이 다릅니다. 양방에서는 당장의 가려움증을 해소하고, 염증을 줄이는 데 목적이 있기 때문에 면역반응을 억제하는 약물을 씁니다. 이런 방법은 효과가 눈에 띄게 나타나 일상생활을 유지하는 데 큰 도움을 줍니다. 그러나 결국은 일시적인 방편일 뿐입니다.

한방에서는 왜곡되어 있는 면역계를 바로잡도록 도와주는 것이 치료의 목적입니다. 즉 면역계의 균형을 이루도록 도와주는 것이지요. 이를 유도하기 위해서 항원이 있으면 오히려 적극적으로 반응하도록 합니다.

이렇게 서로 배치되는 부분이 있기 때문에, 한방과 양방 치료법을 병행하는 것은 바람직하지 못합니다. 단, 치료과정 중에 중대한 일(결혼, 면접 등)이 있어서 어쩔 수 없는 상황이거나, 피부로 인해 심대한 스트레스를 받는 상황이라면 전문가와 상의해서 사용을 신중하게 고려해 볼 수 있지요.

Q 한약을 장기간 먹으면 부작용이 생기지 않을까요?

A 인체의 간은 여러 가지 기능이 있는데, 그 중 체내에 들어온 음식이나 약물을 해독하는 기능이 있습니다. 그러므로 모든 약물, 심지어 음식조차도 간에 부담을 줄 수 있습니다. 예를 들면 여름

철에 해산물을 잘못 먹었을 경우에 간에 심대한 영향을 끼칠 수 있지요.

즉, 양약이든 한약이든 오남용했을 경우에는 간에 무리가 생길 수 있습니다. 물론 사람의 체질에 맞게, 증상에 맞게 적절한 약물을 투여했을 경우에는 장기간 사용해도 괜찮습니다. 하지만 장기간 사용할 경우에는 주기적으로 간 기능을 검사하는 등 신중할 필요가 있습니다.

Q 한방으로 치료하면 재발을 막을 수 있나요?

A 한방 치료의 목표는 인체의 건강한 면역체계를 회복하도록 하는 것입니다. 일시적으로 가려움을 해소시키거나, 염증을 가라앉히는 것보다 더 근원적인 치료를 하는 것이지요. 아토피 피부염은 만성적이고 재발할 확률이 높은 피부질환이지만 그 빈도를 최소화할 수 있습니다. 또 환자가 생활관리를 소홀히 하여 재발되었다고 해도 그 치료기간을 단축시킬 수 있습니다. 특히 유소아의 경우에는 치료 후 2~3년 간 관리를 잘 해주면 재발하는 경우가 거의 없습니다.

Q 한약만으로 아토피 피부염의 치료가 가능합니까?

A 충분히 가능합니다. 한방의 기본 이론인 음양오행설은 인체의 균형을 도모하고, 자연과 인체의 조화를 이루게 하는 데 목표가 있습니다. 아토피 피부염은 면역 질환입니다. 면역계란 인체가 외

부 환경과의 조화를 이루게 하는 곳이고, 체내에서의 균형이 무엇보다 중요합니다. 그러므로 면역 질환인 아토피 피부염을 치료하는데, 한방보다 적절한 치료방법은 없다고 봅니다.

6. 민간요법과 자연요법

아토피 피부염은 난치성 질환이다. 대개의 난치성 질환이 그렇듯 아토피 피부염 치료에 좋다는 여러 가지 민간요법, 자연요법들이 난무하고 있다. 온천요법, 풍욕, 반신욕, 냉온욕, 생식요법, 홍삼·대추·꿀 등을 포함한 여러 가지 건강보조 식품 등등…. 이루 헤아릴 수 없을 정도로 많은 치료법이 아토피 피부염 환자와 보호자들을 유혹한다.

결론적으로 말하면 이러한 민간요법, 자연요법들은 도움이 되는 경우도 있고, 오히려 해가 되는 경우도 있다. 다시 말해 각 요법들은 일정 정도 효과를 가지고 있지만 한계도 있다는 말이다. 게다가 사람의 체질과 특성에 따라 적용하는 방법이 다 다르기 때문에 잘못 사용했을 경우에는 해가 되는 것이다.

한방 치료를 하는 경우에도 꼭 치료법을 정해놓고 그대로만 하지 않는 게 아토피 치료의 특징이다. 환자의 상태와 조건을 세심하게 관찰하고 진단하여 처방하는 것이다. 왜냐하면 아토피 피부염은 정확한 원인이 밝혀지지 않았기 때문에 처방도 따로 정해져 있지 않다. 따라서 피부의 가려움증을 가라앉히는 치료법도 특출나게 한 가지로 정해져 있지 않다.

중요한 것은 아토피 환자가 치료를 위해 민간요법과 자연요법을 쓰려고 할 때에는 자신에게 그 방법이 적합한지 잘 살펴보는 것은 물론이고 그 한계도 명확히 알아야 하며, 무엇보다도 전문가와 상의하는 것이 좋다. 그래야 소기의 목적을 달성할 수 있을 것이다.

1) 소독(消毒)과 보습(補濕) 요법 : 온천요법, 해수탕, 소금목욕, 쑥목욕

옛날에는 피부 질환을 제대로 소독하지 않아서 병이 오히려 깊어져 죽음에 이르는 경우가 다반사였다. 지금이야 외용 소독약이 발달해서 일반 피부 질환 같은 경우는 청결하게 소독만 잘 해주어도 완치된다. 그러나 적당한 소독약이 없었던 예전 사람들은 자연요법을 통해 치료 효과를 얻었는데, 대표적인 것이 바로 온천욕, 바닷물욕, 소금목욕, 쑥목욕 등이었다.

아토피 피부염의 주증상은 가려움증이다. 참을 수 없는 가려움 때문에 긁어서 상처가 생기고 이것은 2차 감염으로 이어진다. 이럴 때 위에서 말한 자연요법을 통해 어느 정도 효과를 보기도 한다.

하지만 아토피 피부염은 인체 내부의 면역 조절이 제대로 이루어지지 않아 생기는 피부병인 만큼 이러한 자연요법만 가지고는 한계가 있다는 것을 명심해야 한다.

2) 운동 · 찜질방 · 사우나

아토피 피부염을 치료하기 위해 병원을 찾는 환자나 보호자들이 궁금해하는 것 중에 하나가 바로 '땀'에 관련된 문제이다. 도대체 땀을 내는 게 좋은지, 아니면 최대한 땀을 내지 않도록 해야 하는 것인지 몰라 여간 궁금해하는 게 아니다.

결론부터 이야기하자면 땀을 흘리는 게 좋다. 물론 아토피 피부염 환자들은 땀이 나면 더 가려워한다. 하지만 장기적인 치료과정을 두고 생각한다면 땀이 난다는 것은 인체와 피부가 순환하고 있다는 것을 의미하는 것이다.

환자들 중에는 땀이 나면 더 가렵다고 일부러 땀을 흘리지 않도록 피하려는 사람들이 있다. 그러나 순환이 이뤄지지 않은 피부는 더욱 증세를 고착화 시키고 악화시킬 뿐이다.

하지만 땀을 낼 때도 무작정 내서는 안 되고, 자연스럽게 해야 한다. 가장 좋은 방법은 운동을 통해 땀을 흘리는 것이다. 또 봄과 여름에는 적극적으로 땀을 내도록 하고, 가을이나 겨울철에는 운동을

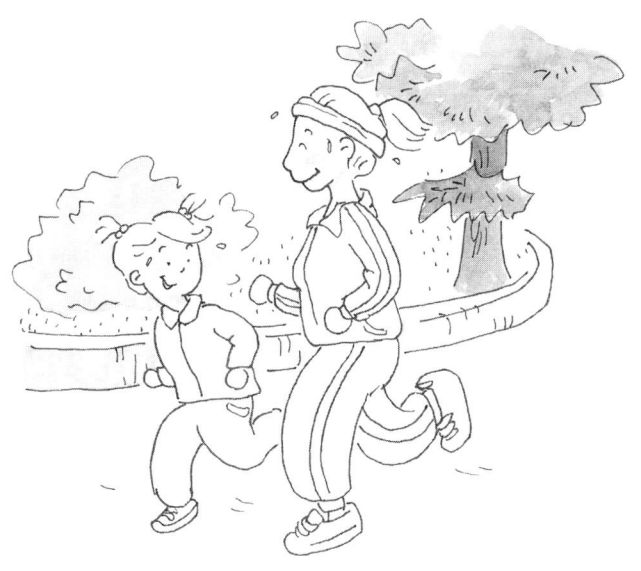

하더라도 무리하게 땀을 많이 흘리지 않도록 해야 한다. 즉 자연의 순리에 맞게 순응하는 것이다. 이런 면에서 보았을 때 찜질방이나 사우나장에서 억지로 땀을 빼는 것은 좋지 않다.

3) 반신욕 · 냉온욕 · 온천욕 · 풍욕 등

반신욕, 냉온욕, 온천욕 같은 목욕요법을 할 때도 계절의 변화에 따르도록 한다. 가을과 겨울에는 적게 하는 것이 좋고, 봄과 여름에는 자주 해도 무방하다.

그렇다고 모든 사람에게 이러한 목욕요법이 다 해당되는 것은 아니다.

  체격이 좋고 살집이 있으면서 열이 많은 사람들은 목욕요법을 적극적으로 해볼 필요가 있지만 너무 마르고 허약하거나 몸이 냉한 사람들은 자주 하지 않도록 한다.

  풍욕의 경우도 혈액과 피부를 순환시켜 준다는 의미에서는 목욕요법과 같은 효과를 거둘 수 있다. 하지만 감기에 걸리기 쉬운 가을과 겨울에는 자제하고 봄과 여름에 적극적으로 하는 게 좋다.

4) 건강보조식품 : 꿀·인삼·대추·녹용·티베트버섯 등

  앞에서 아토피 피부염의 원인으로 면역체계의 혼란을 들었다. 면역체계의 혼란으로 아토피 피부염이 생겼다고 하면 사람들은 면역기능이 저하된 것으로 오인하는 경우가 있다. 물론 아토피 피부염이 면역체계의 저하로 생기는 경우도 있겠지만, 대부분 면역계의 이상항진에서 비롯된 것이다. 즉 항원에 대하여 피부(면역계)가 과민반응을 일으킨 것이다.

  그런데 여기에 면역 증진을 위한다고 건강보조 식품을 먹는 것은 자충수를 두는 것과 다를 바 없다. 득보다는 실이 훨씬 많기 때문이다. 실제 임상에서도 건강보조 식품을 먹고 아토피 피부염이 심해져서 내원하는 경우를 자주 본다.

  그러므로 아토피 피부염 환자는 건강보조 식품을 쓰지 않는 게 좋다. 꼭 쓰고 싶다면 반드시 전문가와 상담한 후 복용하도록 하자.

5) 알로에 · 돼지기름 등의 외용

아토피 피부염은 외용제만으로는 근본적인 치료가 안 된다. 인체 내부의 면역체계의 혼란으로 생긴 질환이기 때문이다. 그러므로 피부에 바르는 외용제는 일시적인 도움은 줄 수 있지만 근본적인 치료에는 당연히 한계가 있다.

피부에 염증이 생기면서 나타나는 상열감(上熱感, 열이 얼굴과 목으로 오르는 현상)에 차가운 성질을 가진 알로에나 돼지기름 등은 일시적으로 증상을 진정시키는 효과를 줄 수 있다. 그리고 보습기능도 있어서 건조해진 피부에 도움을 주기도 한다. 그러나 만약 알로에를 사용할 경우에는 알로에 전초(알로에 베라)의 두꺼운 껍질을 깨끗하게 벗겨내야 한다. 왜냐하면 껍질에는 피부에 가려움증을 유발하는 성분이 들어있기 때문이다. 그리고 환자들 중에는 간혹 알로에를 내복하는 이들도 있는데, 이 경우에는 더욱 신중하게 결정해야 한다. 열이 많은 사람은 아무리 일시적으로 도움이 된다 하더라도 오랫동안 알로에를 내복해서는 안 되며, 평소 소화기 장애가 있어서 자주 배가 아프거나 대변이 무르거나 피로감을 쉽게 느끼는 등, 속이 차가운 사람은 절대 먹어서 안 된다.

✚ 한 환자를 통해 본 민간요법의 부작용

이 환자의 경우는 원인이 음식 문제에서 온 것이 아니라 스트레스가 병을 악화시키는 원인이었다. 사업을 하다가 후배에게 배신을 당한 뒤 갑자기 아토피 피부염이 심해졌다. 유명한 대학병원과 피부과를 다녔지만, 약을 쓰면 그때 잠시 좋아질 뿐 다시 재발하여 전보다 더 심하게 가려움증에 시달리다가 환자 스스로 한방 치료를 원해 본원을 찾아온 것이다.

처음 내원할 당시 환자는 얼굴의 가려움증이 극심한 상태였다. 얼굴이 붉게 충혈되어 얼룩덜룩한 상태였으며 등 부위와 앞쪽 가슴 부위가 증상이 심하게 나타났다. 환자는 그동안 사용하던 항히스타민제와 스테로이드 연고를 중단하고 본원에서 만든 지양고와 먹는 한약을 사용했다. 치료를 시작하자 곧 리바운딩 현상이 심하게 나타났다. 그러나 치료 시작한 지 3주경부터 서서히 좋아지는가 싶더니 다시 악화되기 시작했다.

증상이 심해진 원인을 알 수 없어서 환자에게 최근에 다른 민간요법을 썼는지 물어보았다. 그제야 환자가 사실을 털어놓았다. 주위에서 꿀을 바르면 가려움증이 훨씬 덜하다는 이야기를 듣고 빨리 낫고 싶은 욕심에 꿀을 바르고 봉침(벌침)까지 맞았다고 한다. 이 환자는 열이 많고 성격이 급한 태음인이었다. 따라서 급해진 마음을 이해할 수 있었지만, 오히려 호전되던 증상이 더 심해졌다는 점을 상기시켜 준 다음 환자에게 열독이 심할 때 사용하는 세약(洗藥, 씻는 약)을 처방하였다.

그런 다음 피부 증상이 많이 안정을 찾았고, 밤에 편히 잠을 이룰 수 있었다. 그런데 얼마 후 또다시 증상이 악화되어 병원을 찾아왔다. 이유를 알아보니 주위에서 오가피를 먹으면 아토피가 치료된다고 하여 오가피를 복용했다고 실토하였다. 나는 환자에게 거듭 당부하고 앞으로 그런 말에 현혹되어 증상이 악화되면 더 이상 치료하지 않겠다고 엄포를 놓았다. 환자와 의사 사이의 신뢰감이 무엇보다 중요하다는 사실을 새삼 느낄 수 있는 사례이다.

사실 많은 사람들이 아토피 환자들에게 이런저런 민간요법을 권유한다. 물론 걱정하는 마음과 염려하는 마음에서 권하는 것이겠지만 오히려 환자의 증상을 악화시킬 우려가 있으니 신중해야 한다. 만일 주위 사람이 민간요법을 권한다면 사용하기 전에 반드시 의사와 먼저 상의해야 한다. 이 환자는 그로부터 3주 정도 지나고 나자 증상이 많이 호전되었다.

치료를 시작한 지 4개월이 지나자 가려움증은 거의 없어지고 한약 복용을 하루 2회로 줄이고, 바르는 외용제도 가려울 때만 사용하라고 지시했다. 섭생에 있어서 태음인에게 좋은 음식 위주로 섭취하고, 소고기는 조금씩 먹어도 괜찮다고 일러주었다. 그후 6개월이 지나면서 더 이상 약을 쓰지 않았고, 음식관리와 스트레스 관리를 지시했다.

아토피 피부염 Q & A

Q 아토피 피부염에 알로에가 정말 좋은가요?

A 알로에는 한방에서 쓰이는 약재 가운데 하나로 노회(蘆薈)라고 불렸습니다. 알로에는 피부 질환을 치료하는 데 사용되어 왔는데, 차가운 성질이 있어서 아토피 피부염의 뜨겁고 건조한 피부에 외용하면 상당히 도움이 될 수 있습니다. 단, 알로에 껍질은 피부를 자극할 수 있으니 잘 처리해야 합니다. 그리고 알로에를 내복하는 경우에도 일정한 효과를 볼 수 있습니다. 하지만 체질적으로 속이 차고 냉한 경우에는 신중하게 사용하는 것이 좋습니다.

Q 물을 많이 마시는 게 아토피 피부염 치료에 도움이 되나요?

A 물을 많이 먹으면 피부가 좋아진다는 얘기가 있습니다. 신진대사를 원활히 하여 노폐물을 잘 배설시키고, 세포에 탄력성을 주

어 피부가 좋아진다는 것입니다. 하지만 반드시 그렇다고만 볼 수는 없습니다. 무엇이든 부족한 건 좋지 않지만 지나친 것 역시 마찬가지로 좋지 않습니다. 인체는 수급의 균형이 이루어져 대사의 평형 상태를 유지하는 것이 가장 좋습니다. 실제로 한방에는 수독증(水毒證)이라 하여, 체내에 수분이 과잉되어 있거나 어느 한곳에 정체되어 있으면, 여러 가지 좋지 않은 양상이 나타납니다. 물을 너무 많이 마셔서 몸으로 들어온 물이 몸 밖으로 배설이 되지 않으면 오히려 피부의 탄력성이 떨어지거나 붓는 증상이 나타나기도 합니다. 체내에 수분이 부족하게 되면 인체는 당연히 갈증을 느끼게 되고, 이때 수분을 공급해 주면 됩니다. 그러므로 피부가 건조해지는 현상 때문에 물을 일부러 과다하게 먹는 것은 옳지 않은 것입니다.

또한 약수를 이용하는 아토피 환자들이 있는데, 유황성분이 있거나 탄산 성분이 많이 함유된 약수는 아토피 환자들에게는 매우 좋지 않습니다.

아토피 환자들에게 좋은 물은 환자의 체질적인 경향성과 피부 상태를 종합적으로 고려하는 것이 가장 안전 하다고 볼 수 있습니다.

참고로 아토피 환자들에게 좋은 물은 항원의 배설이라는 측면에서 접근을 하여야 되는데 약알카리물이 도움이 될 수 있을 것입니다.

Q 아토피가 오래되면 피부색이 어두워지는 이유는?

A 아토피 피부염 환자의 피부를 보면 대부분 색이 어두운 것을 볼 수 있습니다. 혹자는 피부색이 죽어 있다고 표현하기도 합니다. 또한 색이 어두울 뿐 아니라, 두꺼워져 있고, 윤기가 없는 양상을 보입니다. 그 이유는 장기간 반복적으로 피부를 자극하여 피부의 탄력성이 떨어져 순환과 소통이 제대로 이뤄지지 못하기 때문입니다. 또한 스테로이드 외용제를 장기간 사용하게 되면 피부가 얇어지고 어두워지는 경향을 보이기도 합니다.

Q 화장품, 보습제, 오일 등의 제품을 사용해도 되나요?

A 아토피 피부염 환자의 피부는 대부분 건조하고 각질이 많이 일어나기 때문에 화장품, 보습제, 오일 등을 많이 사용합니다. 보습제를 조금씩 사용하는 것은 나쁘지 않으나, 냄새가 강한 화장품이나 오일, 혹은 방향성이 강한 제품들은 사용하지 않는 게 좋습니다. 특히 오일은 건조한 겨울철에는 적당히 사용해도 좋지만, 덥고 습한 여름철이나 땀을 많이 흘리는 사람은 절대 사용해서는 안 됩니다. 왜냐하면 피부의 호흡 기능을 방해하여 노폐물 배설작용을 제대로 못하게 방해하기 때문입니다.

그리고 어쩔 수 없이 화장을 해야 할 경우에는 가급적이면 순한 화장품을 선택을 하고, 클린싱을 되도록 빨리, 깨끗하게 하는 것이 피부 자극을 최소화하는 것입니다.

아토피 피부염인데 피부 위에 화장품 등을 덧바르면, 처음에는 보습 기능 때문에 좋아지는 듯하지만, 길게 보면 결코 좋을 게 없습니다. 사회활동을 해야 하는 직장 여성이라면 화장품, 보습제 등을 쓸 수밖에 없겠지요. 이럴 경우에도 오일은 되도록 안 쓰는 게 좋습니다. 오일은 오히려 피부 소통을 어렵게 하기 때문입니다.

Q 운동을 하려는데 어떤 운동을 어떻게 하는 게 좋을까요?

A 아토피 피부염에 운동은 아주 좋습니다. 체내의 순환을 좋게 해줄 뿐만 아니라 피부 소통을 원활하게 해주기 때문입니다. 또한 성인들에게 가장 큰 유발인자인 스트레스를 해소시켜 주는 데도 좋은 방법입니다. 물론 운동을 하게 되면 피부 체온이 높아지고 땀이 나기 때문에 일시적으로 피부를 자극하여 더 가려워지지만, 손익을 따져보면 훨씬 득이 많습니다. 어떤 운동을 하든 피부에 나쁜 영향을 미치는 경우는 거의 없습니다. 단지 땀을 많이 흘리고 난 뒤에는 세제를 이용하여 땀을 깨끗이 씻어내 피부 자극을 최소화하는 게 좋습니다. 운동량은 사람에 따라 다르겠지만 무리하지 않는 게 좋고, 땀이 촉촉이 날 정도로 하는 게 가장 좋습니다.

Q 사우나, 찜질방 등에서 땀을 빼는 것은 어떤가요?

A 항간에는 아토피 피부염에 땀을 빼는 것이 좋다고 하여, 사우나나 찜질방 등에서 너무 오랫동안, 너무 많이 땀을 빼는 환자들이 있다고 하더군요. 그러나 이 방법은 오히려 해가 될 소지가 많습니다. 사우나와 찜찔방에서 땀을 빼는 게 체질적으로 맞는 경우

도 있겠으나, 잘못하다가는 오히려 아토피 피부염이 심화될 수도 있습니다. 아토피 피부염은 기본적으로 피부가 뜨거운 상태인데 외부에서 열을 지속적으로 가한다면 증상이 더욱 심해질 수 있지요. 만일 땀을 내고 싶다면 운동을 통한 방법이 가장 좋습니다.

Q 온천, 해수탕 등이 좋다고 하던데…?

A 예로부터 피부병에는 온천이나 바닷물이 좋다고 알려져 있습니다. 온천이나 바닷물은 미네랄을 이용한 목욕요법으로 피부에 보습 기능을 좋게 해주고, 피부의 염증을 소독해 주는 효과가 있습니다. 물론 이 방법으로 아토피 피부염이 완치된다고 할 수는 없지만 일정한 도움을 주는 것은 사실입니다. 온천의 종류는 다양한데, 아토피 피부염 환자들에게는 탄산천이나 유황천보다 나트륨 온천이나 해수탕 등이 더 좋습니다. 왜냐하면 온천 속에 들어 있는 미네랄 성분이 피부 세포의 이온 교환과 더불어 생체 활성 물질을 증강시키는 효과가 있어서 피부 세포의 건강한 활성을 도와주기 때문입니다. 그러나 온천요법이 효과가 있다고 해도 모든 환자에게 해당되는 것은 아닙니다. 좋은 효과를 얻은 사람이 있는 반면에 어떤 분들은 일시적으로라도 증상이 더 심해지는 경우도 있습니다.

Q 아토피 피부염은 주의해야 할 음식이 너무 많은데, 그렇다면 어떤 음식이 좋은가요?

A 아토피 피부염 환자를 진료하면서 식습관·생활습관에 관한

주의사항을 이야기하면, 환자나 보호자들이 이구동성으로 이렇게 묻습니다.

"그럼 앞으로 뭘 먹고 살아야 하나요?"

먹어도 되는 것보다 먹지 말아야 할 게 많다는 것은 그만큼 우리의 먹거리 문화가 많이 변질되어 있다는 반증이기도 합니다. 과거 못 먹고 살았던 시절에는 고지방·고단백 식품을 자주 먹을 기회가 없었고, 더구나 인스턴트 음식은 아예 없었지요. 물론 음식에 방부제·색소첨가제·인공감미료 등도 전혀 쓰지 않았구요. 아토피 피부염이 아니더라도 고지방·고단백 식품, 인스턴트 식품, 방부제·인공감미료 등은 모든 사람의 건강에 백해무익할 뿐입니다.

어쨌든 이런 음식 외에 나머지 음식들은 골고루 먹는 게 좋습니다. 구체적으로 좋은 음식을 들자면 콩 종류가 있습니다. 항간에 콩에도 알레르기를 일으키는 성분이 있다는 보고가 있지만, 두부, 된장, 콩자반 등 익히거나 발효된 콩 음식은 한국인들에게 거의 문제를 일으키지 않습니다. 한방적으로 보면 콩은 체내의 독소와 항원을 배설하는 효과가 있다고 알려져 있습니다.

Q 체질에 따른 음식은 아토피 치료에 도움이 되나요?

A 한방은 원래 체질 의학으로서 사람 개개인의 체질에 따른 맞춤 진료, 맞춤 처방을 하는 의학입니다. 근래에는 이를 더욱 정형화하여 사상 체질 의학이 일반인에게 많이 알려져 있고, 체질에 따른 음식에 대한 이론도 많이 정립되어 있습니다. 체질 판정이 정확

하다면 체질에 따른 음식을 적절히 조절하는 것이 치료에 분명히 도움을 줍니다. 그렇지만 아토피 환자들은 체질과 상관없이 무조건 고단백식, 고지방식 등은 피하는 것이 원칙입니다. 그리고 체질 판정의 정확성을 기하기 위해서는 약물 테스트를 병행하여 신중하게 판정할 필요가 있습니다. 또 사상체질 처방을 쓸 경우에는 더더욱 체질 판정에 신중을 기해야 하고, 여기에 소요되는 시간도 오래 걸릴 수 있습니다.

Q 아토피 피부염이 밤에 가려운 이유는?

A 아토피 피부염은 대부분 하루 중에 밤에 증상이 심합니다. 그래서 숙면을 이루지 못하는 경우가 많지요. 이에 대해서는 정확히 규명된 바가 없습니다. 단지 면역계가 밤 시간대에 가장 약해진다는 보고가 있을 뿐입니다. 한의학적으로 보면 혈액 상태가 좋지 않거나 혈액에 대사 산물이나 저항 물질이 쌓여 있을 경우 어혈(瘀血)이라고 하는데, 아토피 피부염은 혈액 내에서 면역세포와 싸우는 과정에서 이러한 어혈을 만듭니다. 어혈은 밤에 심해지는 특징이 있지요. 그리고 세포에서 해독을 하고, 재생을 하는 것은 에너지 대사가 정리되는 밤에 많이 이루어지기 때문으로 봅니다.

Q 아토피 피부염은 유전되나요?

A 임상적으로 유전되는 경향이 분명히 있습니다. 즉 부모 중에 한 사람이라도 알레르기 비염, 천식이나 알레르기 피부염이 있다

면, 자식 대에서 아토피 피부염이 나타날 가능성이 있습니다. 즉 같은 환경이라도 유전적인 소인이 있는 사람들은 아토피 피부염이 발생할 가능성이 더 높습니다. 그래서 부모 중에 알레르기가 있고, 아이에게 태열이 있다면 다른 사람에 비해서 아토피 질환으로 진행될 가능성이 높기 때문에 적절하고 안전하게 조기 치료하는 게 중요합니다. 하지만 부모 중에 아토피 피부염이 있다고 해서 자식 대에 꼭 나타나는 것은 아닙니다. 즉 소인은 가지고 있지만, 음식물·약물오남용·스트레스 등의 외부 환경에 따라서 아토피 피부염 증상이 나타나는 경우도 있고, 그렇지 않은 경우도 있습니다.

Q 아토피 피부염에 사용하는 지양고 연고에는 스테로이드 성분이 들어 있나요?

A 지양고는 순수하게 한약재 성분을 추출한 것으로 스테로이드 성분은 전혀 들어 있지 않습니다. 또한 동물 실험 결과 아토피 피부염 치료에 유익한 결과가 나왔습니다.

Q 음식을 반드시 가려먹어야 하나요?

A 그렇습니다. 한방에서는 피부병의 경우 3대 금기 사항이 있는데, 육식·밀가루 음식·술 등을 삼가라는 것입니다. 특히 소아의 경우에는 음식물에 의해서 아토피 피부염이 유발되는 경향이 강합니다. 그래서 식이요법을 병행하지 않을 경우 치료하기 힘든 경우가 많습니다. 성인의 경우에는 크게 음식에 의해 좌우되지는

않습니다. 하지만 직접적으로 음식에 의해 유발되지 않더라도, 음식의 영향을 받는 것은 분명합니다. 그러므로 성인도 음식관리를 하는 경우에 치료 효과가 더 좋아집니다.

Q 아토피 피부염도 전염이 되나요?

A 아토피 피부염은 전염이 되는 질환이 아닙니다. 체내 면역계의 혼란으로 인해서 생기는 질병이기 때문입니다. 간혹 아토피 피부염이 있는 경우 세균이나 바이러스에 의한 2차 감염이 같이 발병 발하는 경우가 있는데 이 경우에도 전염성은 없습니다.

Q 아토피 피부염과 습진의 차이점은?

A 아토피 피부염은 습진의 일종으로 분류할 수 있습니다. 즉 가려움과 피부 손상 등 피부 자체의 증상은 유사합니다. 하지만 아토피는 유전적 경향이 있으며, 만성적이고 반복적으로 발생하고, 피부염의 부위가 더 광범위하다는 점에서 습진과 구별됩니다.

Q 감기 치료가 중요하다고 하는데, 감기 치료를 어떻게 해야 하나요?

A 임상적으로 감기가 걸렸을 때, 아토피 증상이 심해지는 경우가 종종 있습니다. 감기는 바이러스에 의한 질환이기 때문에 인체 면역계가 움직이기 때문이지요. 이때 인체의 자연면역을 높여주는 방향으로 감기 치료를 유도하게 되면, 아토피 피부염 증상도 호전

될 수 있습니다. 항생제나 해열제를 사용해서 감기 치료를 할 경우에는 면역계가 다시 혼란에 빠져, 감기 치료 후에 아토피 피부염 증상이 오히려 더 심해질 수 있습니다.

Q 아토피 피부염은 불치병인가요?

A 결론적으로 말하면 아토피 피부염은 불치병이 아닙니다. 즉 재발하는 경향이 있는 난치 질환일 뿐, 불치병은 아니라는 것입니다. 다만 유아에 비해 성인으로 갈수록 치료 기간이 오래 걸릴 수 있고, 예후 또한 그다지 좋지 않다는 어려움이 있지요. 따라서 조기 치료가 무엇보다 중요합니다.

Q 아토피 피부염의 원인으로 정확히 밝혀진 것이 있습니까?

A 아토피 피부염의 원인은 정확히 규명된 것이 없습니다. 단지 유발되는 인자들을 추정하고 있을 뿐입니다. 한방에서는 아토피 피부염이 급증하고 있는 이유를 첫째 약물의 오남용, 둘째 과잉 영양, 셋째 스트레스, 넷째 유전적 소인 등으로 보고 있습니다.

Q 알레르기 테스트에 의해 나온 유발인자들만 피하면 되나요?

A 알레르기 테스트라고 하면 피부 검사나 혈액 검사를 통해서 알레르기를 일으키는 인자를 찾아내는 것을 말합니다. 단순 알레르기인 경우에는 이러한 방법이 도움이 될 수 있습니다. 하지만 아토피의 경우에는 테스트 결과와 실제 상황이 일치하지 않는 경우

가 종종 있습니다. 왜냐하면 알레르기 테스트는 면역세포 중에서 항체 면역을 담당하는 특이 IgE와의 반응성을 알아보는 것이기 때문입니다. 그러나 아토피 피부염의 면역학적인 불균형은 다양하고 복잡하여 특이 IgE와의 반응성만으로는 부족합니다. 그러므로 어떤 특정 음식에 대해 심한 두드러기나 가려움증이 유발되었던 과거력을 세심하게 관찰하는 것이 중요합니다.

| 추천사 |

김윤범
(경희대학교 한의과대학 안이비인후피부과교실 주임교수)

　며칠 전 TV에서 아토피피부염에 대한 방송을 보게 되었다. 항상 그렇듯 내가 담당하고 있는 질환이라 관심을 갖고 시청했다. 한 여성 출연자가 아토피 피부염을 슬기롭게 이겨낸 과정을 직접 설명하고 있었는데 "내 영혼을 팔아서라도 꼭 아토피 피부염을 치료하고 싶다"는 그 환자분의 말씀이 내 가슴 깊이 와 닿았다. 정말 아토피 피부염은 천형처럼 느껴질 때가 한두 번이 아니다. 그만큼 치료가 어렵고 환자의 고통이 이만저만이 아니라 임상에서 어려움을 겪는 경우가 많다. 많은 의사들이 상당한 관심을 갖고 치료에 심혈을 기울이지만 치료가 잘 되지 않는 탓에 어느 사이엔가 초심을 잃고 대충 관리하는 정도에 그치고 마는 자기 자신을 보기도 한다. 증상의 변화도 심하고, 원인도 확연하게 알 수 없고… 아토피 피부염에 대해 무엇 하나 제대로 아는 것이 없다는 생각에 가끔은 내 자신이 무너지는 느낌을 받을 때도 있다.
　이처럼 아토피 피부염에 대한 연구는 지난(至難)해서 꾸준히 하는 이를 찾기가 어려운데 개원 이후 계속해서 아토피 피부염만을 연구하고, 많은 어려움에도 불구하고 지금도 연구소에서 실마리를 찾기 위해 애를 쓰고 있는 양성완, 김정진 두 분께서 『한방韓方으로 잡는 아토피 피부염』을 발간하게 되었다. 그간의 어려움은 아토피 피부염을 치료해본 한의사라면 모두 알 수 있을 것이다. 정말 아토피 피부염 치료에 대한 두 분의 변치 않는 열정을 높이 평가하고 싶다.
　이 책을 읽다 보면 저자들이 아토피 피부염에 대해 얼마나 치열하게 생각하고 있는지 여실히 알 수 있다.
　아무쪼록 많은 분들이 이 책을 통해 아토피 피부염에 대한 잘못된 인식을 바로잡고, 많은 정보를 얻고, 아토피 피부염 치료에 대한 수많은 주장들의 진위 여부를 가늠하기를 바란다.

안규석
(경희대학교 한의과대학장)

21세기는 맞춤의학의 시대가 될 것이라고 한다. 그러므로 치료에 있어서도 인간 중심적이고 자연 친화적으로 바뀔 것이다. 이번에 발간된 『한방韓方으로 잡는 아토피 피부염』은 그러한 측면에서 많은 사람들에게 매우 유익한 정보를 제공하는 가치 있는 책으로 보여진다.

항생제를 비롯한 약물남용과 음식문화의 인스턴트화 그리고 스트레스 등이 아토피 발생을 증가시키는 요인으로 작용한다고 한다. 한방적인 치료방향은 '면역조절'과 '정화(독소배출)'에 두고 체질적인 개인차를 감안하되 연령별, 부위별, 원인별, 증후별 치료법을 제시하였다.

저자들은 그 동안 경희대학교 한의과대학 대학원 석·박사과정과 중국의 광안문병원 및 북경 중의의원 피부과에서의 연수 등을 통하여 쌓은 지식으로 전문화된 한의원을 공동개원하였으며, 더구나 〈뉴코아 피부면역 연구소〉를 설립하여 피부와 체질에 대한 다양한 연구를 진행하고 있다.

이 책의 주요 내용은 면역과 아토피의 관계, 아토피 피부염의 증상과 진단, 계절적 특성, 부위별 유형, 연령별 특징, 유사피부염과의 차이점, 음식의 상관관계, 3대 한방 외치법, 민간요법 등이 자세히 설명되어 있으며, 또한 일반인들이 자주 궁금해하는 내용들을 모아 질문과 답변의 방식으로 알기 쉽게 풀이하였다.

최근 아토피 피부염으로 고생하는 사람은 점차 늘어가고 있으나 만족할 만한 치료법이 제시되지 못하는 시점에서 새로운 돌파구를 열어가는 데 희망을 줄 수 있는 책이라 생각되어 주저 없이 추천하는 바이다.